サイコパスの真実

病態人格心理學

與死因共存的犯罪心理學權威，
告訴你「無良基因」的真相

原田隆之——著　李欣怡——譯

神說：

「我們要照著我們的形象，按著我們的樣式造人。」

——創世紀一章二十六節

Contents

前言

你隔壁的病態人格

座間市九屍命案的衝擊

二〇一七年十一月，在東京正式迎來冬季的隔日，一則衝擊性新聞如暴風雨般席捲全日本。在神奈川縣座間市一棟公寓內，發現了九個人的頭顱與骨頭。住在那間公寓的男性以遺棄屍體的罪名被逮捕，之後被控以殺人罪。

搜查過程中，一個又一個驚人的事實不斷浮現。受害者共計八名女性與一名男性，全都是十到二十幾歲的年輕人，最小的受害者為十五歲的高中生。根據報導，受害者透過社群網站與嫌犯結識，並於短短兩個月內接連遭到殺害。若報導屬實，相當於一週殺害一個人，速度之快令人咋舌。嫌犯供稱，他不但獨自殺害所有人，還進行分屍，只留下頭顱和部分骨頭，其餘則當作垃圾丟棄。

只能說這件案子的殘暴程度，讓人一時間無法相信發生在現實生活中。和電影或小說情節大相逕庭的是，身處都會正中心的年輕男女突然相繼消失，直到第九位犧牲者出現為止，都沒人發現這個慘劇。或許能說，現代社會的結構導致受害不斷擴大。但如果這是電影，年輕女性相繼失蹤肯定是條大新聞，媒體會競相以「連續失蹤事件」報導，警察也會布下搜索網，驚動整個社會。

不過，環顧我們的真實世界，因為失蹤人口的數量過於龐大，除了家人或親近的人之外，誰也不會注意到某些人的生命正在消逝。住宅區某個狹小的房間裡，不斷上演著這樣的悲劇，連周遭的鄰居都沒發現，這才是現實。而一個二十七歲、之前從未引發過重大案件的男性，有天突然成為名留日本犯罪史的凶惡罪犯，也是不爭的事實。

病態人格熱潮

在還沒發生這起案件前，日本已經存在一定規模的病態人格「熱潮」。據說書店將病態人格的相關書籍設置於平台陳列區，銷售量不容小覷。原本是犯罪心理學專業術語的「病態人格」，現在成了日常使用的詞彙。但這並不是第一波病態人格熱潮。放眼以病態人格為主題的電影，如《驚魂記》（一九六〇年）、《發條橘子》（一九七一年）、《沉默的羔羊》（一九九一年）、《人魔》（二〇〇一年）等作品都引起熱烈的討論。病態人格或許是一種會引發我們對於「邪惡之人」、「未知世界」的興趣。雖然不希望出現在自己身邊，但如果拍成電影或寫成書，仍會想一窺究竟。或許有很多人都有這種想法。

不僅如此，看起來不費吹灰之力就能跨越善惡境界的病態人格，也朝我們丟出一些哲學性的叩問——什麼是惡？為什麼會有這種人存在？他們為什麼會威脅到我們？應該憎惡的「惡」，對他們而言是喜悅的源頭嗎？在現實生活中，我們也抱持著不安與疑問。該如何保護自己不被惡所侵襲？如何與其對峙？當看到殘暴犯罪的新聞時，我們一面同情受害者與其家屬，一面也想到自己。想像如果同樣的事發生在自己或所愛的家人、朋友身上，就渾身顫慄。當觸及病態人格的存在或行為時，我們的心靈不由自主地遭受衝擊，煩惱於總是得不到答案的疑問。

犯罪心理學中的病態人格

病態人格是生來缺乏良心的人。而良心是一種枷鎖、一種限制我們的東西，就像摩西十誡裡的「不可殺人」、「不可姦淫」、「不可偷盜」。良心總是在禁止我們做一些事。

缺乏良心的病態人格，不受這些桎梏的束縛，看來也像在謳歌極度的自由。我們對病態人格抱持的那種莫名的興趣，或許就根源於此。不過，以往關於病態人格的出版品，不是艱澀難懂，就是平易近人過了頭，沒拿捏好還會變成看熱鬧心態的概述書籍。很遺憾，在日本很難找到基於科學見地，但避開專業用語，值得信任的書。此外，日本這方面的研究者也極為稀少，因此多半為翻譯書，幾乎找不到以日本的觀點觀察病態人格的著作。

我在大學專攻犯罪心理學及臨床心理學。研究所畢業後，在法務省以犯罪心理學家的身分工作。在東京少年觀護所、東京拘留所等代表日本的矯正機關裡，面對過許多犯人及青少年犯罪者，實際接觸了許多被稱為病態人格的人，擔任綜合輔導及評價的角色。我的前一本著作《犯罪心理學入門》中，除了介紹最新的犯罪心理學見解外，也提出具有科學證據的犯罪對策。如果前者是犯罪心理學總論，這本書就是關於在那當中的難題之一——病態人格——的專論。

在犯罪心理學領域，關於病態人格的研究大有進展，持續累積了各式各樣的資料。近年來由於神經犯罪學的發展，關於犯罪者腦部功能與構造的研究與日俱進，大幅提升了我們對病態人格的理解。關於其成因與對策，也出現了新的見解。隨著研究進步，一直以來大家深信不疑的某些觀念，現在也慢慢知道裡面的謬誤。

病態人格的神話

首先，讓我們來考察一下「病態人格的神話」：

1. 病態人格是指會犯下連續殺人事件的人
2. 我們身邊很少有病態人格
3. 關在監獄裡的犯人多為病態人格
4. 病態人格智商很高
5. 我們能夠辨識出誰是病態人格
6. 病態人格多生長於悲慘的家庭
7. 只要對病態人格敞開心房，就能理解他們

既然是「神話」，表示這些都與事實相悖。本書會根據研究結果與資料詳細建構病態人格的全貌，在這裡先略述部分。

事實上，病態人格包含了各式各樣的人，窮凶惡極的重刑犯可說是例外，絕大多數的病態人格並非連續殺人犯，也有人從來沒犯過罪。此外，病態人格不只存在於電影或書中，他們就在我們周遭，不斷引發各種案件或社會問題，給社會帶來難以衡量的巨大影響。病

態人格可能就在你身邊，又或許你本身就是病態人格，他們的存在比我們想像中還要貼近。據估計，病態人格的比例占人口的百分之一或再多一些，也就是說，學校裡一個班級有一位病態人格也不奇怪，社會上更存在著一定數量的病態人格。當然，監獄中也有病態人格，但比例恐怕比大家想像得還要少。其實病態人格只占監獄人口的五分之一左右，大多數的犯人都不是病態人格。

在電影和小說中，病態人格多半被描述為冷靜、不受感情左右的高智商犯罪者，但其實並非如此。大多數的病態人格智能程度落在平均值，和一般人沒有太大的差別。雖然病態人格有著異於常人的特徵，但若非專家，幾乎不可能明確辨識出他們。他們非常擅長欺騙世人。對於殘暴案件的犯人，我們時常會聽到這種評價：「那麼善良的人怎麼會這樣」、「明明就彬彬有禮，與隨處可見的普通人沒什麼兩樣啊」，有這種想法的人就是中了圈套，病態人格戴上假面欺騙了所有人。

造成病態人格的原因仍有許多未解之謎，不過有些事實逐漸水落石出。多數研究清楚顯示，成因幾乎都不在家庭環境及成長環境，正確說來，並不是**完全**無關，而是在悲慘環境中長大的人，並不會只因單一理由就變成病態人格。

只要真心相待，病態人格就會敞開心房，改正態度和行為嗎？

很遺憾，答案是ＮＯ。目前針對病態人格，並沒有有效的治療方式。如此看來，或許會覺得這些人的謎愈來愈不可解，日漸擔憂。到底他們是怎樣的人？該如何相處？如果一般人無法分辨，那要怎麼避開他們呢？不過，只要了解病態人格，預先知道相處方式，對他們就不必抱持莫名的恐懼感，接下來也會為各位仔細說明辨識病態人格的方法。

本書第一章將介紹我在臨床上接觸的病態人格。不過，基於守祕密義務，我需要更動某些細節，無法完全如實呈現。第二章則詳細介紹病態人格的具體特徵，說明病態人格是以什麼方法和觀點進行診斷。讀了這一章，就會知道病態人格的特徵與我們的既定印象有相當大的差距。第三章會介紹病態人格的各種類型。同樣有著病態人格的特徵，但依排列組合不同，會呈現相當多樣的姿態。這章也會特別針對與犯罪無緣的「病態人格成功人士」或「溫和型病態人格」做詳盡說明。另外，還會介紹「病態人格兒童」，它和病態人格很像但概念不同。在對病態人格有一定程度的了解後，第四章則會從生物學、心理學、社會學的觀點，根據眾多研究資料，分析病態人格的成因。病態人格是源自天生的「惡基因」？還是不幸家庭的產物？探討多種重要因素。

第五章針對給社會帶來衝擊的病態人格是否可以治療？病態人格是否能痊癒這些問

題，介紹研究的歷史。同時，提出有所依據，真正有效的對策及應變方式。最後的第六章，則針對至今仍舊無法解決的三件課題，名為病態人格的黑暗。不論是我們的社會還是生存方式，都是無法解決的深遠謎團，在本章將直接面對這些謎團。

了解以上概要後，接下來，讓我們就此打開通往黑暗世界的門扉吧。

第1章

那些年，我遇見的病態人格

擁有冰冷心臟的殺人者

那天是我值夜班的日子。研究所剛畢業的我，找到法務省矯正局（類似台灣的法務部矯正署）的工作，在各地的矯正機關實習。我遇見的第一個病態人格，在東京郊外的少年監獄。雖然名為少年監獄，收容的卻是未滿二十六歲的年輕成人。這裡四周環繞著武藏野的雜木林，位於物流倉庫林立的一隅，是一個與世隔絕的地方。

監獄的走廊又暗又長，經過長長的聯絡通道，就是受刑人的住所。獄警拿起掛在腰間的鑰匙插入門孔一轉，一聲清脆的喀嚓聲後，重重的門就開了。迎接我的依舊是長長的走廊，兩側是一間間受刑人的房間。到了傍晚時分，空曠的腳步聲顯得特別突兀，我感覺到兩旁受刑人的視線全都集中到我身上來。

監獄有一種特殊氣味，一種難以言喻，只能定義為「監獄的味道」。只要是人多的地方，像學校宿舍或醫院，也有一種味道。雖然我也曾在那邊工作過，但對我而言，監獄的味道就是獨特到難以描述。當然，「罪」本身沒有味道，那這股味道究竟是什麼？當時聽前輩說，監獄用的清潔用品是種叫「HAMAROSE」（濱玫瑰）的產品，製造於橫濱監獄。

據說這是純皂才有的獨特氣味，不過不知道真實性為何。因為應該也是使用同一種清潔用品的女子監獄和少年觀護所，並沒有那種氣味。

我前往的地方叫做「拘留區」，主要收容嫌犯或被告。我為了和一位隔天要聽判決結果的年輕被告說話，而前往他的房間。身為新進職員，我的心跳聲大到能壓過腳步聲，自己似乎與前陣子看的電影《沉默的羔羊》中，那位FBI探員克麗絲重疊了。菜鳥探員克麗絲受上司之命，為了掌握案情，向關在監獄裡的變態殺人魔漢尼拔·萊克特請求協助。而我也同樣是研究所剛畢業，完全不知世事的年輕人，在這之前連犯人的面都沒見過。

那天，被告即將面對判決，上司要我去跟他說話，安撫他的心情。我事前熟讀了案件紀錄，才知道接下來要見的人年紀跟我差不多，才二十歲出頭，隸屬當時群聚在澀谷鬧區的一個幫派。到了房門前，我確認了號碼與姓名後，透過房門旁遞送食物的小窗喊他。這個時間點房門不能打開，也無法把人帶到會面室，只能彼此把臉湊近送收三餐的小窗，小聲地說話。

他看到陌生的我，好像有點猶豫，不過我跟他說：「明天要判決了，統括★要我來看

★原文為「統括矯正処遇官」，在日本是由看守長任命的職務。

看你。」

他一臉友善，彬彬有禮地說：「謝謝您。」

我有點意外，同時覺得心跳平穩了些。電影中克麗絲看到的，是宛如怪物的變態殺人魔，而我眼前出現的，則是看起來很親切的年輕人。

我問他：「明天就要判決了，會緊張嗎？」

他老實地回答：「會啊，難免吧。」

我每次敘述這件事時，大家都會很訝異。事實上，監獄或少年觀護所裡的人大多很老實，也都非常坦率地回答問題。在更生與矯正相關的現場，不愉快或恐怖的經驗其實相當有限。

我們的對話開始得很順利，感覺他不但沒有戒心，甚至相當友善。我先給他一個心理準備：「你犯下了重大案件，能問一下與案件有關的事嗎？」

接著要求他敘述事發經過。

他毫無停滯地講述了整起案件的細枝末節。在描述到殺人的過程時，我受到極大的衝擊。他說，一開始只是起於幫派成員間的小爭執，情緒激動的他打破酒瓶，用尖銳突出的玻璃無休無止地持續刺向受害者的臉部。對方的臉噴出大量鮮血，他卻一副沒什麼的表情，彷彿受害者會被自己噴出的血溺死也是應當的。那種語氣像在說「那天是晴天」，表情沒有扭曲，聲音也毫無顫抖，彷彿事不關己似地描述一件「事實」給我聽。

不同於我不想想像卻還是浮現腦海的鮮血，在他眼中的光景，那噴灑而出的血液或許只是單色墨汁，它不出自於人類的面孔，只是沿著一面空蕩蕩的白牆順流而下。在我還來不及細想時，沒想到還有更令我驚訝的事。當我問到他覺得自己會得到哪種判決時，他說：「律師也跟我說了，畢竟做到這個地步，我想應該是死刑或無期徒刑吧。」又是一副在談論天氣的語調，說得稀鬆平常，既非放棄，也非故作冷靜。他的心沒有波動，我想只有這個敘述能形容。

一般而言，以二十歲出頭的年紀，在面對「明天可能會死亡」或「關在監獄一生」這兩種衝擊，應該都會害怕、恐懼、不安或瀕臨崩潰，但他卻是一副無關痛癢、漫不經心的樣子。一開始流露的那個老實的表情，彷彿從沒存在過，已然消失無蹤。

這時我領悟到一件事——這個人當然不懂別人的痛苦，正因為他同樣不懂自己的痛苦。

這就是我遇見的第一個病態人格。

傷痕累累的少年

結束少年監獄的實習後，我換到少年觀護所工作。

日本的少年觀護所，是一種收容不良少年，在少年與家事法院舉行審判前，收容他們數週不等。透過身體檢查、心理測驗、面談等方式，釐清少年身心問題。所內設有「心理技官」的專業職位（類似台灣法務部矯正署教化輔導組的職務），負責把鑑定結果整理成「鑑別結果通知書」，提交給法院。法官會根據這份通知書，以及少年與家事法院裡的調查官的判斷，來決定少年的處分。每年檢察署受理的少年事件數，平成八年（一九九六年）約七萬件。只有案情重大、本人或家庭問題嚴重的案例，才會收容在少年觀護所，總計約有八千人。

我是資歷尚淺的心理技官，在前輩的指導下，每天拼命進行不良少年的檢查及面談，試圖從中理解他們的心境。一開始經手的對象都是偷腳踏車、無照駕駛、順手牽羊等輕微不良行為的案例。不過，這樣的日子過了一陣子，某天分配到我手中的少年，竟成為我一輩子都忘不了的個案。

那個孩子因違反毒品危害防制條例，而被送入觀護所。令我意外的是，他是某著名企業家族的公子。才十九歲的他，全身已覆滿刺青，成為黑道組織的幹部。光看個人資料，會覺得他真是無惡不作的大壞蛋，但我在面談室看到的，是一位貌似乖巧又老實的年輕人。他給我的感覺甚至比實際年齡更小，好像寫作文時只會用平假名（相當於台灣的注音）歪扭地寫出「我爺爺是社長」這幾個字。在面談一陣子後，他偶爾還會對我撒嬌。

第一次面談時，我注意到他沒有小指。我一邊專心聽他說話，一邊驚訝於原來日本黑道成員是真的沒有小指。我也請他讓我看了背上的刺青。他的整個背部都是老派的單色割線，他露出天真的笑容，跟我說接下來才要塗色。

看上去就像只會以稚拙的字跡寫作文的青少年，卻經歷了斷指與全身刺青的生活，這強烈的反差讓我訝異不已。更讓我在意的是，他小指的斷面難看至極。我們在影視裡看到的黑道斷指場面，都是狠狠地一刀砍下去，為什麼他的傷痕卻如此參差不齊呢？

我向他提出這個疑問，得到了完全出乎意料的答案。

「因為是咬斷的。」

原來是他手下的少年犯了錯，他為了表示負責不惜斷指。他隨手拿起放在老大面前的大剪刀，試圖一鼓作氣地剪下小指，但卡到骨頭的地方無論如何也剪不下來，只好把剩下的部分咬斷了。

我聽了臉都皺成一團，他卻好像在描述一件令人懷念的回憶。我也問了刺青的事。

「刺青不痛嗎？」

「很痛啊。痛到像在地上撒滿碎玻璃，躺在上面滾來滾去一樣。」他仍以一種無所謂的語氣說道。

儘管嘴裡吐出「很痛啊」的他，在言談中卻完全感受不到「鮮活的痛楚」。他的言詞無一絲一毫的感情。

這時我望著他仍帶稚氣的臉龐，想像著他的內心應該像被碎玻璃刮遍一樣，滿是傷痕。不過事到如今，我卻覺得事實並非如此。就像前面介紹的少年殺人犯，或許不論是心靈還是身體，他們都不像我們想像得受傷，也不會感到痛楚。

還有一件令我難忘的事。在剛入所的體檢中，醫官發現他肋骨斷了。他只說自己是覺得**怪怪的**，但卻完全沒發現自己早已骨折。這應該是入所前和別人打架時造成的傷，他卻完全沒有察覺，當然也沒去醫院，就這樣置斷骨不顧，才因別的案件進入少年觀護所。咬斷小指、興高采烈地全身刺青、就算骨折仍照常生活，他對疼痛的鈍感到了異常的地步。

如今他在哪裡過著怎樣的生活呢？這位少年無疑也是病態人格。

狠狠抓住心臟的病態人格

在那之後又過了十年的光陰，我來到東京拘留所工作。

加賀乙彥的小說《宣告》（一九七九年出版），是根據他在東京拘留所當醫官時，與死刑犯接觸的經驗寫成。在小說開頭，描述了拘留所的早晨。

在這裡能聽見各種噪音。腳步聲、人聲，特別是水聲。洗餐具、用廁所、洗衣服。牆壁裡有大量的水流動著，彷彿牆壁有生命，而腸液、血液、黏液通過那些複雜的內臟。

加賀描述的東京拘留所，是一棟有著人類肉身，會呼吸的建築物，在那裡可以感受到活生生的人生劇。不過，現在的東京拘留所是一棟巨大的現代無機物，難以想像有多達數千名犯人生活在其中。這棟建築物宛如一座擁有大型銀色翅膀的要塞，向四方伸展，彷彿要震懾周邊民宅似地高高聳立在那邊。我任職於此時，適逢改建期間，現在有著驚人威嚴樣貌的翅膀，當時只完成了一半。

東京拘留所是日本最大的矯正機關，收容了相當多知名囚犯及死刑犯。我在那裡工作的時候，所裡也收容了多數「名人」。我當時的職務叫做「統括專門官★」，隸屬於「分類部」。工作內容是對在審判結束，刑罰確定，身分從「被告」剛轉為「受刑人」的犯人，實施面談或心理檢查。

他們接下來要在監獄服刑，我必須判斷他們身心是否有障礙、具備什麼人格、智力水準如何、抱持何種問題、該分配何種刑務作業給他、該如何與他應對等，一一精密查驗後，把資訊提供給移送的監獄。負責接收的監獄當然是「來者不拒」。話雖如此，但因為對方是犯人，不是按牌理出牌就能順利解決的對象，而且在未來的幾年都要一直收容、面對他們（無期徒刑的話就是到本人死亡為止），當然會需要詳細的分析資料。

當時，分類部的心理技官包括部長、首席官也才五人。部長與首席官這些幹部職位，幾乎不從事面談或調查的實務工作，所以三名心理技官一年總共要和約五千位的新進受刑人進行面談，平均一天二十名。每天早晨，桌上會放著前一天判決確定的受刑人檔案。其實監獄裡沒有檔案（file）這種時髦的稱呼，而是叫「身分帳」。隸屬於分類部的刑務官，會一手拿著身分帳，一邊將當天預定面談的受刑人，從房間帶到面談室來。

面談室是單獨的小房間，不過在房間前面有個像醫院候診間般的大空間。心理技官會依據隨機分配到的身分帳進行單獨面談。和之前提到的相同，受刑人大致上都會老實接受面談，他們知道心理技官在監獄的「權力」很大。會移送到哪間監獄、分配到哪些作業，都取決於心理技官，我們有時還掌握著左右假釋判定的資訊。

不過，有一位受刑人與其他人不同。某些受刑人在剛見面時會露出討好的笑容，但那位受刑人進到面談室後，就歪斜地癱坐在椅子上，一笑也不笑地冷眼瞥了我一眼。不管問什麼他都說：「那裡面有寫。」似乎連講話都懶。

問到案情時也避而不答，堅持問下去就顯出露骨的敵意：「那裡面不都寫了？很煩耶。」接著他開始用冷峻如冰的言詞羞辱我。我的心臟愈跳愈激烈，已經到了這輩子沒經歷過的程度。心臟彷彿被赤裸裸的手猛力抓住，胸口一陣痛苦，整個房間充斥著我的心跳聲。

我很想把當時的對話全部寫出來，但事實上我什麼都不記得了。當時的我肯定受到巨大的打擊。他說了什麼？我怎麼回答？後面的面談是怎麼繼續或結束的？具體情況我早已無法回憶。我只記得自己努力想冷靜應對，但愈是努力，心臟愈是像別的生物般，違背我的意志激烈跳動，最後只清晰記得他那嘲笑我的表情有多麼不寒而慄。

★日本國家公務員的職位。職等相當於課長助理。

現在回想起來，他清楚知道如何打開讓對方不愉快的開關，讓我無法保持冷靜。他非常巧妙地操控了我的心。

就是在這個時候，我體認到面對病態人格那種生理上的毛骨悚然。

死刑定讞的病態人格

東京拘留所有一位幾乎每天都引起騷動的問題人物。他在幾年前被判死刑定讞，只等著執行。即使犯下死刑重罪，依舊每天不斷違反所內規則，舉止不合理且任性妄為的他，完全是典型的病態人格。

從國中時代開始，他的惡行就相當引人注目：結交損友，學會喝酒、抽煙、吸膠。上了高中以後，這些脫序行為更加惡化，他的暴力波及到家人，一有什麼不順心就毆打母親跟弟弟，還曾亮刀相向。高中被退學後他找了份工作，但因侵占公款被上司責怪，他就對上司施以嚴重暴力，導致對方重傷失明。在犯下死刑重罪前，他屢屢在路上開車挑釁別人，用鐵棒毆打駕駛致其重傷；或持刀威脅女性路人，把對方毆打到鼻骨骨折後加以性侵。

他犯下死刑定讞的關鍵案件是滅門案。為了錢財侵入別人的住所，並將一家四口全數殺害，是犯罪史上罕見的殘酷案件。我開始在東京拘留所工作時，是這個人剛被判死的第二年。少年時期犯下重罪的他，當時已年屆三十了。在死刑定讞的人當中，有的因領悟到自己罪大滔天或驚愕於刑責之重，導致精神不穩定；也有人對人性有所體悟，流露出深切反省的樣子；也有人皈依宗教。

不過，這個男人非但毫無反省之色，還每天邊吃零食邊看電視地咯咯笑，或終日為了雞毛蒜皮的小事不斷抱怨拘留所的待遇。就在二〇一七年底，他終於伏法。和他一樣因少年犯罪而處以死刑的，除了二十年前的永山則夫（日本著名的隨機殺人犯，曾獲得文學獎）以後，就是他了。

將死之際，他究竟在想什麼？

病態人格的最大特徵

這個犯下殘虐案件的人，言行舉止就是位病態人格。最醒目的特徵就是他的殘忍、冷酷、粗暴。從他罔顧人命，毫不眨眼就殺害好幾個人，並有性暴力前科的這些地方就表露無疑。在這些罪行中，我們完全感受不出他有一絲同理心，或身為人應該有的溫度，連一點點良心的碎片也找不到。原本就欠缺同理心與良心，反省兩個字之於他簡直是天方夜譚。

如果以「你難道不懂對方的心情嗎？」這種話來責備他並無用處。就像有人用希臘文讀希臘神話給你聽，再問你：「你感動嗎？」的道理完全相同。你只能茫然地搖頭回答「不懂」。他無法體認對方的感受，所以任何加諸於身的責備對他只像異國語言，他也只能說「不懂」。

不只缺乏同理心與良心，他也沒有不安和恐懼。對於自己曾犯下的彌天大罪，不但不會有任何感覺，在聽到死刑宣判後，同樣心如止水。完全沒有控制自己行為的能力，卻有顯著的衝動性，這也是一個明顯的特徵。特別是發怒時輕易讓粗暴與攻擊性主宰心智，無法克制自己。另外，我觀察到他在拘留所的言行，有強烈的自我中心性。在女性交往上，他具備高度溝通力及表面膚淺的「魅力」，所以年輕時就與一名外國女性結婚，並與數名女性保持性關係。或許不少人會覺得意外，但其實這也是病態人格的特徵之一。

監獄裡的人都是病態人格嗎？

說到統計數據，世界上究竟有多少病態人格呢？不同的研究者推估的人數不一。英國神經科學家，也是現代病態人格研究的第一把交椅——詹姆斯・布萊爾（James Blair），提出的數據約占人口的百分之一到百分之三。美國調查顯示，在服刑的總受刑人中，病態人格所占的比例約為百分之十五到百分之二十五。

男女比例上，男性占絕大多數，約為女性的數倍到十倍不等。人種上，有些研究顯示並沒有人種的差異，但有些研究主張亞洲人低於歐美人。以布萊爾的數據推論，假設人口的百分之一是病態人格，那麼日本就有超過百萬的病態人格者。這是很驚人的數字。此外，或許也有人驚訝於在監獄裡的犯人，只有四分之一到六分之一是病態人格的數據。也就是說，並不是所有犯罪者都是病態人格，我們也無法將病態人格與犯罪畫上等號，甚至不是罪犯的病態人格占了絕大多數。

聽到病態人格，大家不免聯想到連續殺人狂或變態犯罪者。不過仔細想想，要是日本有一百萬個病態人格者潛伏於世的話還得了。因此，會犯下重罪的病態人格是窮凶惡極的例外，大多數的病態人格其實與犯罪無緣。那麼，病態人格到底是怎樣的人呢？

本章我們舉出的四個案例，全都是犯罪型病態人格。不過，病態人格有許多類型，各類型的細節會在第三章介紹。在那之前，我會先在下一章，從各種面向來說明病態人格的共通特徵。

第2章

病態人格都是怎樣的人？

——他們體內的病態因子

病態人格研究史

坡道上的小火車正以驚人的速度朝我們駛來，坐在上面的五個人發出驚恐的尖叫。小火車顯然失控了，似乎是煞車系統發生故障。這時我們兩個人站在軌道旁，盯著暴衝的小火車，心想非做些什麼不可。我們身後的軌道是一個大弧度的彎道，暴衝的小火車勢必無法順利過彎。最糟的是，如果小火車脫軌，就會直直墜落後面的懸崖。什麼都不做的話，小火車就會連人帶車翻落，大家難逃一死。有沒有什麼辦法呢？

其實有一個解決方式。就是我把你推到小火車前，讓小火車輾過你，小火車可能因阻力而停下。你有很大的機率會死，但車上的五個人會因此獲救。現在請在腦海裡想像這個兩難的抉擇。假如遇到這種情況，怎麼做才正確？我們會袖手旁觀，眼睜睜地看著五個人去死？還是犧牲一條命來拯救五條命？

這是一個叫做「小火車問題」的著名道德兩難事例。面對如此艱難的抉擇，即使是假設，我們仍會猶豫不決，感到極大的不安。五個人的性命和一個人的性命無疑都是無可取代的生命，但用一條命可能換得五條命也是事實。即使如此，不管選擇了哪邊，之後應該都會追悔莫及，留下極大的罪惡感。到底哪邊才是正確的？或應該說，**比較**正確的？但從一開始，這個問題真的有正解嗎？

什麼是善？什麼是惡？善與惡之間比我們想得更貼近，中間只隔了一張紙，當我們察覺到其距離之近時，定會大為愕然。被迫面對這種善惡抗衡的深淵時，我們往往動彈不得。

這是為什麼呢？那是因為我們有「想做正確的事」的動機。當然，人並不總是聖人君子，也會有狡猾的時候，有些不義之舉理所當然。不過，在面對別人處於生死關頭時，我們本能會「想要救他」，因而產生上述煎熬的情況。我們陷入了「應該盡可能救助更多人」和「即使理由正當，也不該殺無罪之人」這個道德難題。

其實世界上也有人不會被道德兩難的命題所震懾，這些人連眉毛都不動一下就能輕鬆飛越。他們會毫不猶豫地將站在旁邊的你推出去，並得意地大呼「我救了五個人！太好了、太好了。」對他而言，生命是單純的加法，五條人命是一條人命的五倍。

但生命能如此單純地被量化嗎？我們之所以會猶豫徬徨，是因為我們會去想像，即使只有一個人，那個人也有家人、朋友，有他一路走來的人生，有夢想以及有珍視的人事物。我們會考量一條命和五條命同樣貴重，絕對無法輕易地轉換成數字的多寡。不，與其說是考量，不如說是基於感情的判斷更為貼切。相對的，能將五條命和一條命放在天秤兩端，只憑數字下判斷的人，就欠缺那份道德的想像力，也缺乏身而為人最重要的感情。

不用說，那就是病態人格。

天生無良

構成病態人格的要素繁多，其中最核心的就是缺乏良心與同理心。哈佛大學心理學家瑪莎·史圖特（Martha Stout）簡潔地指出其核心特徵就是「缺乏良心」。良心與同理心並不是用頭腦思考就能判斷的東西，而是存在於內心深處的感情特性，也就是與生俱來的天性。好比如果沒有先天性障礙，即使不做任何努力，只要有光我們就能看見顏色。一朵紅花於我們面前綻放，不需要有人教，我們也看得見紅色。

良心就是如此，生來就具備一定的程度。不過，有些人天生就缺乏良心。就像盲人看著紅花卻無法感受到紅色，病態人格則是內心不受善惡影響。簡言之，對善惡盲目的人就是病態人格。

本章將針對病態人格的定義與特徵，整理出四個重要因子，和前一章介紹的案例有許多共通之處。這些就是要在此敘述的特徵。

早期的病態人格研究

病態人格這種缺乏良心的人，從以前就是心理學家、精神醫學家、犯罪學家長久以來的研究對象。活躍於十八世紀後半到十九世紀的法國精神醫學家菲利普・皮內爾（Philippe Pinel），稱這種人是「沒有妄想的瘋狂」。雖然沒有妄想之類的異常體驗，卻有著缺乏良心及自制力等異常行為的人。這是一種「瘋狂」。德國精神醫學家庫爾特・施耐德（Kurt Schneider），把「不是自己煩惱就是讓別人煩惱」這種脫離正常狀態的人格稱為精神病態（psychopathy），並列舉了十種類型。其中與「抑鬱型」、「缺乏自信型」、「無氣無力型」等並列的，還有一種「無情型」。

所謂「無情型病態」指的是缺乏「情」，對自己或他人的痛苦與不幸無動於衷。最接近大家所想的病態人格的概念，就是「無情型」。此外，還有一個和病態人格很像的用語，叫做反社會人格（sociopath），意思是「困擾社會的精神病態」，現在幾乎已被當作病態人格的同義語了。嚴密來說，指特性時會用「精神病態」（psychopathy），而有精神病態特性的人，稱為「病態人格」（psychopath）。本書為避免繁複，兩者都採用「病態人格」的稱呼。

和施耐德同一個時代，活躍於美國的精神醫學家賀維・克勒利（Hervey Cleckley）在他的著作《精神健全的面具》中，記述了病態人格的特徵、症狀，被視為現代病態人格概念的雛型，開啟了研究之路。他在著作中詳細記述了十五個病態人格案例，建議以其中共通特徵作為診斷基準，並主張病態人格的核心特徵就是「缺乏不安」。他的看法和一般所想的，以缺乏良心、具攻擊性和殘忍性為核心的病態人格稍有不同。克勒利的研究實績至今依舊毫不褪色，在現代仍是許多研究者參考的對象。

被稱為現代病態人格研究第一把交椅的，是加拿大犯罪心理學家羅伯特．海爾（Robert Hare）。海爾的職涯始於監獄的心理專家一職，將在臨床上遇到的一群特異犯罪者歸於病態人格，予以概念化。他確立了病態人格明確的評估基準，並強調開發評估工具比什麼都重要。在他之前的專家，有人熱中於記述病態人格的特徵或探究原因，卻缺乏正確的評估方法。海爾認為，不論在臨床上或社會上，重要的都是確實辨識出病態人格，並給予適當的對待，因此開發了「病態人格檢核表」。這張表至今仍是最受信賴的工具，廣為世界應用。

犯罪心理學家的檢核訓練

病態人格檢核表原本有二十二個項目，經過數次改訂，現為二十項。（見表2-1）

臨床是由專家與本人面談後，判斷各項目符合的程度，用零到兩分等三階段評定。此外，總分的範圍從零到四十分，三十分以上就會診斷為病態人格。光聽敘述可能會覺得誰都能簡單地使用，但實際上，要充分活用這張表相當困難。不僅如此，也不是每位專家都能正確使用此表。以日本來說，必須具備相應的資格及學位，再接受一定的實習與訓練，通過認證的人才能使用。不報上認證編號的話，是無法取得臨床用的檢核表。

之所以將條件設得如此嚴密，有以下幾個理由。在日本，被診斷為病態人格會對本人相當不利。審判時可能會被判定為具高度危險性，而被處以嚴刑，也可能成為被歧視的對象。因此，在判斷時須謹記，不能任由任何人輕易為人貼上標籤。此外還有另一個理由，

人際關係因子
表面的魅力
誇大化的自尊心
操控他人
病態性說謊
無法持久的婚姻關係
感情因子
冷淡、欠缺同理心
缺乏良心苛責及罪惡感
情緒膚淺
對自己的行為沒有責任感
生活型態因子
衝動
追求刺激
無法控制行為
缺乏現實且長期的目標
無責任感
寄生式的生活型態
反社會性因子
幼少時期有脫序行為
少年不良行為
早期就出現的行為問題
假釋取消
犯罪具有多方向性

引用來源：Hare（1991）

病態人格檢核表概要表 2-1

就是要防止評估時被病態人格欺騙、操縱。即使是心理學家或精神醫學家，若不熟知病態人格的特徵及危險性，還是可能會被其表象或謊言蒙蔽。

我還記得受訓時感受到的痛苦與羞恥。日本在臨床前的訓練中，會撥放心理學家與病態人格進行面談的影片，中間會穿插非病態人格的面談影片，我們必須使用上述提到的檢核表作判定，是一種非常逼真的訓練。在某次訓練中，我完全相信了某位病態人格捏造的**故事**，將他判定為「非病態人格」。那個人明明犯了重罪卻情感豐沛，滔滔不絕地訴說自己知道犯罪的結果，現在受到多大的衝擊，又如何反省自己。

現在回想起來，那個故事過度戲劇化，話中也有許多矛盾之處。但當時我卻完全上鉤，一頭栽進他的故事裡。海爾認為，病態人格的特徵由四個因子組成，分別是人際關係因子、感情因子、生活型態因子和反社會性因子。不過，並非所有研究者的想法都一致。例如，海爾一開始曾主張過二因子說，現在也有英國心理學家大衛．庫克（David Cooke）和克莉絲汀．米契（Christine Michie）提倡的三因子模式（人際關係因子、感情因子、行為因子），並表示這個模式更能說明病態人格的特徵。

接下來，我會以海爾的四因子說，介紹各因子中病態人格的特徵。

第一因子：人際關係因子

病態人格不僅在人際關係上會帶來重大傷害，他們對人際關係的態度也有著極端特殊的部分。簡單歸納，就是表面的魅力、操控他人、病態慣性說謊及誇大化的自尊心。另外，性放縱、反覆且短暫的婚姻關係，這些也是明顯的特徵。關於性放縱，海爾並未將之歸屬於四因子之中，我會以人際關係因子的觀點來闡述。

連續殺人鬼的表面魅力

病態人格在人際關係上的特徵，第一個能舉出的就是「乍見對人和善、魅力十足」。病態人格不會露出一副邪惡表情出現在我們面前。史圖特表示：「會做出惡行的人，外表看起來並不可怕。他們不會顯現出惡魔的面貌。」對照社會案件，他們甚至會擺出天使的面孔，滿口甜言蜜語，趁隙鑽進你的心，比惡魔還棘手。

前言提到的座間市九屍命案也是如此。案件的過程無比冷血殘暴，但據說嫌犯卻對女性說話貼心，親切地傾聽她們的煩惱，給予建議。這樣的「兩面性」引起了大眾的關注。不過，如果知道病態人格的特徵，就一點也不覺得奇怪。不如說，這個證詞更支持了嫌犯是病態人格的可能性。

一般常說危險的人特別有魅力，這種說法正適用於病態人格。他們擁有幾乎可稱為教主級的表面魅力。一九七一年，一連殺害八位年輕女性的連續殺人犯大久保清，正是這種人物。

他開著高調的跑車、頭戴貝雷帽、身穿一種叫做 Rubashka 的俄羅斯風偏領襯衫，以標準的藝術家打扮物色受害者。用類似「能不能當我的模特兒」的台詞到處搭訕年輕女性，上鉤的人就會被他性侵殺害。大久保在犯案的十年前就結婚了，其妻子在調查中談到兩人相識並結婚的經過，被記載於筑波昭的報導「連續殺人鬼：大久保清的犯罪」當中，節錄如下：

> 我們兩人聊最多的是書的話題，大概是他知道我喜歡書吧。我們還會聊詩或是山。因為兩人興趣相投，在交往中我漸漸喜歡上他。我印象特別深刻的是，他會專注地凝視我，講話時絕對不會轉開的那雙眼睛。我是因為那雙眼睛帶來的印象，一直誤以為他是誠實的

男性。

關於這一點，史圖特認為，病態人格的技巧在於「魅惑對方」：

例如我們看見大型貓科動物，會被牠優雅的體態、拒人於千里之外的氛圍，以及強悍所吸引。但如果我們在錯誤的場合、錯誤的時機遇到一隻豹，被那雙眼睛盯上的對象，就無法迴避牠的視線，會全身麻痺，最後淪為其餌食，迎向生命的終結。正是具備這樣的特徵，病態人格才有辦法犯下如連續殺人事件那種特異的案子。要知道，想犯下連續殺人案，必須能以花言巧語誘出多數受害者，魅惑他們才行。

從史圖特的論點可以推斷，能魅惑對方的魅力和卓越的溝通能力是病態人格的特徵。

不過，回想之前的案例，就算他們口中吐出再怎麼貼心的話語，內心都毫無感情。那些是偽裝出來的溫柔，是一種演技。即使看起來富有同理心，也只是偽裝的手段罷了。只要冷靜下來仔細傾聽，就會發現話中有種虛浮膚淺的感覺。但即使如此，往往連訓練有素的警察或心理學家，有時候還是會上當。一旦被他們布下的蜘蛛網網住，受害者幾乎不可能察覺到自己被欺騙。

教主級的操控天賦

病態人格非常擅長操控人心。他們能輕易找出心靈脆弱或有煩惱的人，鎖定目標後悄然靠近，趁隙鑽進人們心裡。接著，他們就能抓住對方的弱點，慫恿對方、欺騙他們，隨心所欲地進行操控。這時受害者在他們眼裡不過是「獵物」，是為了滿足私慾而存在的對象，或偷、或騙、或在性方面發洩，也有不少以暴力支配對方的案例。

我們再回頭看座間市九屍命案。據報導，大部分的受害者都是有自殺念頭的女性。調查顯示，犯人在社群網站上物色吐露自殺心聲的人，陪對方說話，並順著對方的話表示「我也想自殺」、「我來幫你解脫」。有時還會聽對方訴苦長達好幾個小時，在那當下，對受害者來說，此人應該像是把自己從無間地獄拯救出來的救世主吧。

邪教教主也符合這種狀況。投身於邪教的群眾，同樣多為心裡有創傷或煩惱的人。奧姆真理教巧妙誘騙對社會抱持不滿、不安的年輕人成為信徒，加以洗腦，將他們改造為殺人機器。「教主」麻原彰晃本名松本智津夫，根本不必自己動手，就在代表性的兩起重大案件中（東京地鐵沙林毒氣事件與長野縣松本沙林毒氣事件），奪走了十三條性命，造成至少六千人以上輕重傷。

他使用的洗腦技巧正是病態人格擅長的手法。那種技巧並非後天習得，而是堪稱與生俱來的天賦。病態人格誘騙他人，加以操控的目的，是為了讓對方完全在自己的支配之下，逃無可逃。對病態人格而言，人際關係不過是種非輸即贏的比賽。藉由貶低他人、支配他人來感受自己的力量；從奪取對方的所有物、金錢甚至性命，來品嘗邪惡的快感。許多邪教會要求信徒「布施」龐大的金額，用這個角度來看也就不足為奇了。

謊言交織的人生

病態人格是病態的騙子，在呼吸的頃刻間便能編織一連串謊言。

大久保清偽裝成畫家，每天都會搭訕好幾名女性，那副模樣彷彿像被什麼附身了似的。他說謊的對象不僅限於受害者，他與周遭所有人的關係幾乎都靠謊言支撐。他在結婚前一直對妻子使用假名，連出身地也是捏造的。到了兩人論及婚嫁，即將要見雙方家長時，才用「我是大久保家的養子」這種只騙得了一時的謊言強硬闖關。像這樣隨意使用假名也是他們的一大特徵。

這裡需要注意的是，即使謊言被拆穿，他們仍臉不紅氣不喘，毫不動搖，或乾脆換個話題隨便塘塞一下。由於他們過於泰然自若，反倒是你會像被狐仙施法似地愣在原地，甚至開始懷疑是不是自己搞錯了。邪教教主讓信徒相信自己有神祕力量、用廉價品宣稱其能帶來好運等誆騙言論都是謊言。有教主魅力的病態人格，能信心十足地撒出這類彌天大謊，卻意外能騙到不少人。

前面說到，就連訓練有素的探員、心理學家等專家都可能被病態人格瞞騙。有時他們會在調查中誠實招供、在監獄內成為模範囚犯，或宣稱自己已洗心革面，積極地接受治療計畫與更生教育。不過，那全是演技，是騙局。

大久保清在犯下連續殺人案前，曾因其他起性侵傷害案及恐嚇案入獄。當時不止一次在監獄內獲得表揚，甚至得到假釋機會。可怕的是，震驚日本社會的連續殺人案就發生在他獲得假釋後沒多久而已。大久保在假釋期間，有接受保護觀察的義務，必須定期造訪保護司報告近況。日本的保護司有部分志工，專門輔導假釋與緩刑期間的人。

他和保護司志工的對話，也記載於《連續殺人鬼：大久保清的犯罪》中：

「謝謝您。不好意思，總是讓您擔心。」大久保聽起來何止有禮貌，簡直機伶圓滑。但看在資深保護司員工的眼中，相當討人喜歡。

「生意那邊進行得如何？」

「是的，現階段正積極準備中，近期內就可以開業了，請放心。」

（中略）

「老師，我這次已經完全改過向善了。」

「我知道啊。」

「所以我才會把自己的命都賭在這次的生意上。」

做生意也好、改過向善也好，都是胡吹亂蓋。因為剛講完這句話，他就開車到處物色女性，性侵了一位十六歲的女高中生。

性放縱

具備這種人際關係因子的病態人格，在性方面也會出現同樣的模式。利用表面的魅力和謊言攻入對方的心，和多數的不特定對象維持性關係。不過，這其中當然沒有感情成分，他們只把對方當成滿足性慾的道具。因此，即使結婚或同居，與對方的關係也不會長久。

發生在二〇〇一年的大阪教育大學附屬池田小學事件，一名男性帶著菜刀闖入校園，一瞬間有八位小學生就這樣被殘酷地奪走了性命。兇嫌宅間守在案發後完全不見反省之色，死刑定讞後於二〇〇四年伏法。他經歷過四段婚姻，並頻繁參加相親。使用假名謊稱自己是醫生或在航空公司上班，捏造高知識分子的形象，設法接近女性。婚後則對妻子施暴，不去工作，過著寄生式的生活。

會對配偶施暴的男性中，也有許多是病態人格。海爾估計有百分之二十五的施暴丈夫符合病態人格的基準。他們在虐待對方後會馬上掉淚反省，為自己辯解，乞求配偶原諒。當然，這不過是為了操控、支配對方的演技。若女方心灰意冷，能成功逃脫還算好，當中有些案例是男方窮追不捨變成跟蹤狂，甚至演變為奪取性命的殺人事件。

自我中心與傲慢

病態人格表面待人和善，但那背後隱藏的是過度膨脹的自我中心與傲慢。他們對自己是世界中心這一點深信不疑，認為所有事情自己說了算，不應該遵循規則，因此能輕易違反社會規範與法律。一般人看來很不可思議，但對他們而言，這只不過是「遵守自己的規則」罷了。此外，當他們受到周遭譴責時，甚至會將錯誤歸諸於社會，直觀認為那些規則本身就是錯的。之所以會輕易欺騙、利用別人，也是他們從不認為自己以外的人與自己有同等的價值。或許能說，每一個病態人格犯罪者都是教主，都站在自己內心的邪教頂點。

但世界上也有不犯罪的病態人格，下一章會再詳述。不過，即使不犯罪，依舊常見自大傲慢，也常在不造成犯罪的範圍內欺騙、利用別人。據說公司經營者、政治家、藝術家、藝人、科學家中有不少這類人物。

第二因子：感情因子

病態人格的感情很獨特，無法在其他人格障礙中找到共通點，可以利用這點來辨識病態人格。海爾的代表著作《診斷名——精神病態人格》的原文書名是《*Without Conscience*》，意思是「缺乏良心的人」，可謂精闢。

良心的制約機制

良心是什麼？這是個大哉問。精神分析學之祖佛洛伊德（Sigmund Freud）認為，良心是由於幼時父母的禁止內化後的產物，所以將之命名為超我。兒童會順著本能欲望行動，不過隨著超我形成，會慢慢在遵從超我的禁止以及抑制自己的欲求中逐漸社會化。另一方面，史圖特則主張，佛洛伊德在將良心概念化之際，割捨掉一個非常重要的東西，那就是愛與由愛而生的所有感情。換言之，良心並非單純基於恐懼或擔憂而採取的行動，而是因為愛、體貼、慈悲這些對他人的好感才產生的義務感。所謂的良心並非用大腦就能思考出來，而是一種基於愛的感情。

那麼，欠缺良心又是怎樣的狀態呢？

那是一種欠缺對他人的體貼、顧慮，也毫無愛意的感情狀態；一種毫不在意自己的行為會對別人造成什麼影響的狀態。前面提過，良心是一種枷鎖，能抑制我們的利己行為與對社會的有害行為。當我們做了壞事或有了壞念頭時，受到「良心苛責」的反應就會啟動。良心來自我們內部，會責備、抑制我們的邪惡企圖，使我們感到不安與恐懼。如果已經犯下錯誤，甚至會覺得鬱悶、情緒低落。良心有時會帶來這種負面感受，能用心理學的「制約」

機制來說明。

提到制約，最有名的就是俄羅斯生理學家伊凡・巴夫洛夫（Ivan Pavlov）的實驗。巴夫洛夫在餵狗的同時，讓狗聆聽節拍器的聲音，連續持續多日，最後即使狗沒有看到食物，只要聽到節拍器的聲音，就會分泌唾液。唾液的分泌是天生的自然反應，叫做「無條件反射」；而節拍器的聲音和分泌唾液的關係，則是巴夫洛夫新加諸的反應，叫做「條件反射」（圖2-1，五十六頁）。

以制約機制回顧佛洛伊德的論述，思考小孩獲得良心的過程。被父母叱責，孩子會覺得恐懼不安，這是自然反應，屬於「無條件反射」。而制約的過程則是加上孩子的「脫序行為」：當孩子惡作劇或做壞事時被父母叱責，結果變得會抱持不安或恐懼。

這裡是「脫序行為」（惡作劇、做壞事）與「叱責」成對反覆出現，造成學習效果。最後變成做壞事或出現壞念頭時，即使沒有遭受叱責，還是會喚起不安或恐懼。這時「脫序行為」已經被不安制約了。就和只聽到節拍器的聲音就流口水的狗一樣。（圖2-2，五十六頁）

因此，一般人只要出現壞念頭，就會浮現負面情緒。不過，病態人格卻不是如此。他們沒有不安或恐懼等情緒性的信號，沒有良心的苛責或枷鎖，所以幹起壞事也能毫不在乎。

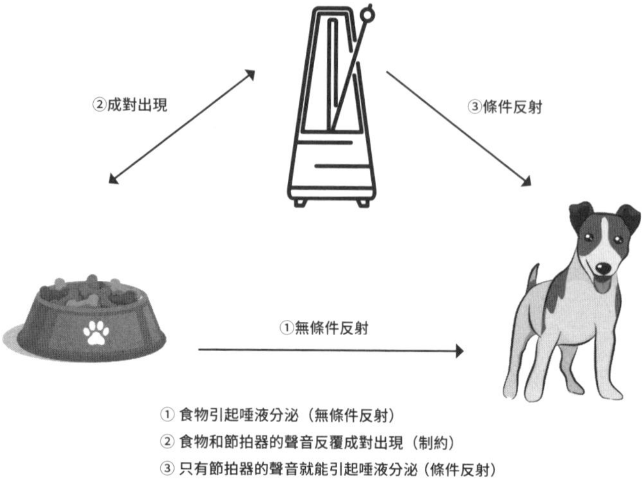

① 食物引起唾液分泌（無條件反射）
② 食物和節拍器的聲音反覆成對出現（制約）
③ 只有節拍器的聲音就能引起唾液分泌（條件反射）

圖 2-1 制約

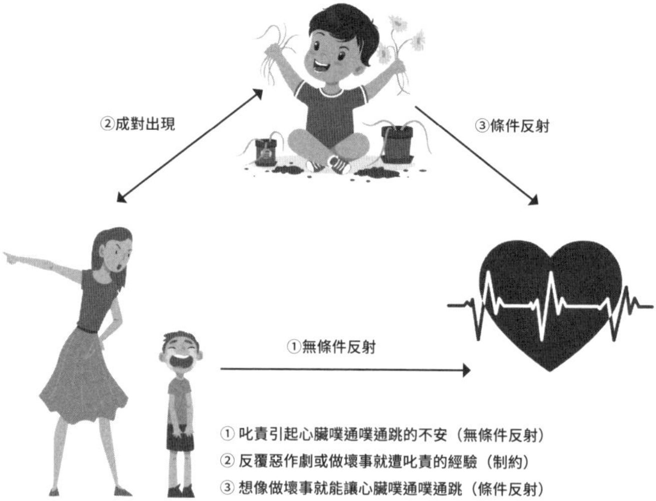

① 叱責引起心臟噗通噗通跳的不安（無條件反射）
② 反覆惡作劇或做壞事就遭叱責的經驗（制約）
③ 想像做壞事就能讓心臟噗通噗通跳（條件反射）

圖 2-2 恐懼制約

一般認為，病態人格的大腦中，與情感有關的迴路是受損的，關於這點之後會詳述。

全家死刑：日本犯罪史的異例

在欠缺良心的病態人格身上，還能看到類似的感情特徵，就是缺乏同理心及罪惡感。病態人格並沒有智能上的問題，他們了解善惡的區別。但由於沒有同理心這個煞車，所以既能滿不在乎地做出悖德害仁之事，事後也不會有罪惡感。

二〇〇四年發生於福岡縣大牟田市的四人連續殺害事件，是因貪財而將經營財務公司的一家三口，連同他們的朋友都殺害的殘忍案件。犯人為一家四口，爸爸是幫派老大，與受害者熟識。最後這一家人全被判處死刑，是日本犯罪史上少見的異例。負責殺人的次男北村孝紘（當時二十歲）在獄中發表手記，裡面清楚顯露出病態人格缺乏良心及罪惡感的特徵。

他在車裡殺害第二位受害者後，哥哥北村孝用手指在車窗上寫下「你殺人了」，並露出奸笑，孝紘也同樣用手指寫下「第二個了」，露出嘲笑的表情。就連在連續劇中也沒看過如此醜惡的場景。

在手記的最後，北村孝紘寫道：

我的人生很短，不過卻很寬。對於這樣的人生我沒有絲毫的後悔，不僅如此，甚至覺得滿足。刑責確定後總有一天會執行，時候到了也沒辦法。不過這是我自己選擇的路，反正我記得殺人時的快感，也享受過了，接下來體驗一下被殺死的感覺也不錯（笑）。

這何止缺乏罪惡感，這種蔑視生命的態度震驚了我們，每一個看過手記的人都會憤怒無比。只能說他身為人最重要的部分是故障的。不僅如此，他對自己被判死刑的結果沒有任何恐懼與不安，這與第一章介紹的病態人格犯罪者相同。我們之所以會對北村說的話感到憤怒，是因為我們有同理心，能想像被他殺害的受害者及其家屬有多麼恐懼與無助，這就是同理心的作用。

同理心是一種顧慮他人的感情，內含兩種不同性質的成分。一個是「認知上的同理心」，心理學中又稱為「心智理論」，是指從他人言行或表情推測其心情的能力。在自閉症等發展障礙中，也有同理心發展障礙的案例。他們無法顧及對方的立場，有時會出現看起來自私自利的言行。不過，這種狀況能透過訓練培養到一定的程度。另一種是「情緒上的同理心」。不僅用頭腦來推測對方的心情，還具備替代經驗的能力。觀看悲劇時流淚、看到別人幸福也跟著開心等等，都是這種能力。

病態人格中有人以上兩者都缺乏，但大部分的病態人格都能在腦中推測別人的心情，因此嘴上仍會提到愛與反省。不過那只是「認知上的同理心」，欠缺「情緒上的同理心」，所以內心才會對犯罪完全無動於衷。

缺乏良心和同理心的結果就是冷淡與殘忍。沒有良心便無法體貼他人的心情，對他人極度冷酷，能毫不在乎地做出殘暴舉動。研究顯示，在施暴時，與不是病態人格的犯人相比，病態人格的犯人更常出現毫不留情的猛烈暴力行為，常視受害者為物品，或凌辱或損毀，不將之視為與自己同等的人類。對暴力並不排斥的他們，阻擋惡行的煞車是失靈的。不斷犯下殘暴罪行或性侵害的人當中，病態人格的比例極高。

情緒讀稿機

如人際關係因子所述，病態人格乍見之下對人和善，言語體貼、表現出同情。但深入交往後或由專家判斷，就會發現他們言不由衷，情感表現上相當膚淺。他們形容情緒的單字量相當匱乏，就算你要求他詳細說明此刻的心情，他們也無法展現細膩的部分。因為內心並無細微的情感變化，即使要描述心情也辦不到。內心沒有層次、感情沒有深度，這就是病態人格。

海爾將這種狀態敘述為：「理解言詞，卻無法理解其迴響。」對他們而言，感情不過是透過文字學會的**知識**，卻沒有實質的心靈悸動或欣喜的體驗。他們只能像讀台詞一樣操控空虛的詞句。

海爾試著對病態人格展示「桌子」、「椅子」這種中立的詞彙，和「癌症」、「死亡」等會刺激情感波動的詞彙，測量他們腦部的變化後，得知驚人的事實。在聽到「死亡」這個詞彙時，病態人格的腦部與聽到「椅子」時同樣反應平淡。在布萊爾的實驗中，則是給病態人格觀看許多痛苦的人、哭泣的兒童等照片，但他們的自律神經反應（心跳或皮膚交感神經電位反應等）幾乎沒有變化。這可說是腦功能的重大缺陷。

沒有不安很幸福？

就像病態人格研究者克勒利強調的，病態人格缺乏不安與恐懼感。在前述良心苛責的部分也提過，不僅是在做壞事時，日常生活中就算遇到任何波動，他們都不會感到不安。不安這種情感是一種重要信號，具有保護功能。人在察覺危險時，不安的信號就會響起，提醒我們慎重行動。這是從人類誕生初始至今，為了自我保護而發展出來的能力之一。原始時代的生存環境比現今更緊張，必須避免被動物攻擊或遭敵對部族襲擊。因此，一旦聽見遠方有動物的叫聲，或感覺到周遭狀況有非比尋常的徵兆時，不安的信號就會響起，督促人類做好防備或趕快逃跑，以保護自己。

但有時不安也很棘手。過於不安可能引發某些精神疾病，如焦慮症或憂鬱症。過度對過往耿耿於懷或憂慮未來的人，則容易陷入「負向思考」，引發種種精神障礙。此外，就算不像前述那麼嚴重，在非常不安或緊張的情況下，即使平時就能處理好的事，也可能在關鍵時刻面臨失敗或失常。不會感到不安或恐懼的病態人格，不管是再怎麼大膽的行為，即使會傷害對方、違反社會常規，仍會毫不在乎地付諸實行，看不到一絲猶豫或動搖。

第三因子：生活型態因子

《聖經》〈馬太福音〉說：「不要為明天憂慮，因為明天自有明天的憂慮。一天的難處一天當就夠了。」日本詩人島崎藤村也在《千曲川旅情》的詩歌中，詠歎如下：

昨日亦如是
今日復如此
何苦窮焦心
獨憂明日事

的確，不管我們再怎麼憂心未來，也只能活在「現在」這個當下，古人訓示我們只要盡力活在此刻就好，這種思維非常崇高。另一方面，我們認為過去的經驗造就了現在的自己，會藉由反省過去來修正言行，也會考慮未來、訂定計畫，用以調整現在行為的方向。因此，只求度過今天，完全不思考下一步是不夠符合現實的。不過，主導病態人格的，就是只求眼前剎那的生活型態。

浮萍式生活

大多數病態人格的生活型態相當獨特。他們的根只扎在現下，不執著於過去也不考慮將來，容易演變為過一天算一天的浮萍式生活。他們既不會為了將來而存錢或投保，也不會為了健康而用心調整飲食或運動。對於自己的人生無法訂出符合現實的目標，不是什麼都沒想，就是有著超乎現實的野心。胸懷大志是好事，但應該為此接受教育，腳踏實地一步步累積努力。不過，他們對於這些事並不感興趣。就算有工作也做不久，經濟上不是寄生在別人身上，就是用不合法的手段維生。

追求極度刺激

由於病態人格只「活在當下」，所以他們的行為模式多受控於眼前的欲望，不會思考別人、周遭環境與後果。他們一心被眼前的事物吸引，完全不瞻前顧後，容易沾染毒品、憤怒就對人施暴。他們也喜歡追求刺激，特別是飆車，不繫安全帶對他們來說更刺激。這種走鋼索般的生活型態是其特徵。他們無法適應單調的日常生活，常有人頻繁搬家，或突然隨興踏上完全沒有計畫的旅程。

美國心理學家馬文．祖克曼（Marvin Zuckerman）將這種傾向稱為「感官刺激尋求」（sensation seeking），也就是經常追求刺激。特徵包括過於喜歡驚悚、冒險、新奇經驗、無法克制自己、極度嫌惡無聊等。

無責任感的抱怨狂

病態人格在生活所有層面上，都會做出不負責任的行為。不遵守法律、規則的部分已詳述過了，在金錢方面也不會乖乖履行支付義務，借錢不還更是臉不紅氣不喘。職場上也是遲到、曠職的慣犯，還可能在上班前喝酒，完全不在乎工作守則。婚後不照顧家庭、不尊重配偶，生了小孩也無視教養和為人父母的責任。即使這些行為遭到責備，他們也不會改正，一找到理由便會怪罪周遭的人，有不少病態人格最後變成抱怨狂。

第四因子：反社會性因子

前面舉出的病態人格特徵，最嚴重的當然是犯罪行為，是侵害我們的權利、財產、安全的反社會行為。缺乏良心與同理心，將別人視作滿足欲望的對象，個性衝動、無責任感，這些行為模式有機會以犯罪形態出現。如果自幼就出現一些反社會行為，可能終身都跳脫不出犯罪的暗影。當中也有人會巧妙避開法網，在違法邊緣投機取巧。這種人在嚴格定義下或許並非「罪犯」，但依舊具備反社會性。

從殺貓開始：因死而生的扭曲性欲

病態人格犯罪者的反社會性，從幼時就會顯現。最慢在十到十二歲前，就會出現各式各樣的脫序行為。舉凡說謊、偷竊、玩火、暴力、霸凌、離家出走、逃學、性方面的惡作劇、虐待動物等。兒童時期一方面體力有限、行動範圍也狹窄，他們的粗暴性一般會發洩在年幼的弟妹、玩伴或是動物身上。只不過激烈的程度遠不是一句「頑皮的孩子」能形容的，其中的殘虐性也相當可怕。

發生在一九九七年的酒鬼薔薇聖斗事件（神戶連續兒童殺傷事件），當時十四歲的少年殘殺了兩位小學生，並造成三人輕重傷。受害的兒童頸部被砍斷，頭顱被丟棄在學校門口，嘴裡還塞了挑釁警察的聲明文。

犯人「前少年A」在年滿三十二歲的二〇一五年，出版了一本書，名為《絕歌：日本神戶連續兒童殺傷事件》。書中描寫了第一次殺貓的情形，其細節之詳盡令人毛骨悚然。他自白，當時有「奇妙的暢快麻痺與陶醉感」和「性衝動」。雖然這段篇幅很長，且內容頗具衝擊性，但為了研究他們的心理，仍引用如下：

我在貓的前面蹲下，把美工刀推到底，瞄準貓的雙眼，橫向切開。像人類嬰兒般沙啞的慘叫聲震耳欲聾，我起了雞皮疙瘩，現在煞車也來不及了。（中略）貓的右眼像割破水球般破裂，眼球裡的水分四濺，眼皮已經睜不開來。

不顧貓激烈掙扎一直抓傷我，我用左手抓住貓的脖子，用力勒緊。（中略）我撿起掉在腳邊一枝十公分左右的樹枝，戳進因痛苦而張開的貓嘴裡。（中略）我拾起剛才拿來丟貓的磚塊，放在貓小小的臉上，把臉整個覆蓋住，然後用全身的重量踩在那塊磚頭上。傳來小小的、頭蓋骨碎掉的喀一聲，貓就不動了。生命被碾碎的觸感，透過磚塊傳到我的腳底，我為了確認那個觸感，瘋狂地一次又一次踩著那塊磚。每踩一次，興奮感就增強一些，我陰莖的芯像烙鐵般發燙。下一瞬間，發熱腫脹的陰莖感到劇烈的疼痛，好像從尿道拔出釣鉤般疼痛，原來我射精了。

文章不是就此打住，後面關於貓屍的模樣，還有自己多麼興奮的描寫，長達四頁半。

犯罪到死

少年時就做出各種脫序行為，成年後的犯罪問題只會有增無減，出現更惡劣、殘暴的手段也不奇怪。對於病態人格而言，社會規範很麻煩，所以會毫不猶豫地打破規則。他們既沒有良心幫忙踩剎車，也毫無罪惡感。

海爾描述病態人格犯罪者「會一直犯罪到死」，他們在犯罪上的常習性也很明顯。海爾的研究團隊在加拿大、美國、英國、瑞典，針對病態人格的再犯率進行跨國研究。他們對二百七十八名受刑人實施病態人格檢核，追蹤他們釋放後兩年內的再犯率。

結果，非病態人格的再犯率，於一般犯罪中是百分之三十九．九，暴力犯罪百分之二．七。病態人格的再犯率，一般犯罪是非病態人格的二倍——約百分之八十一．八，暴力犯罪居然高達一十四倍，約百分之三十八．二（圖2-3，六十八頁）。另外在前述的人際關係因子和感情因子得分高的人，再犯率明顯較高。類似的結果在其他許多研究中也一致。布萊爾主張，綜合考量這些結果，病態人格檢核表對於預測犯人的危險，也就是預測再犯風險有幫助。這種見解可說對社會相當有意義。

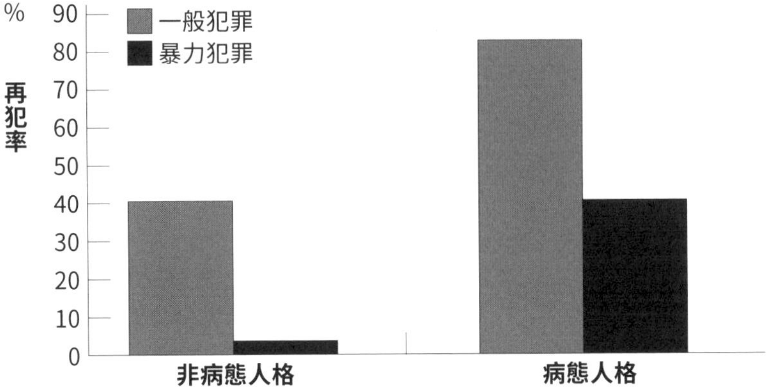

圖 2-3 病態人格與非病態人格的再犯率
引用出處：Hare et al. (2000)

病態人格症候群

如第一章最後所述，一般人傾向將病態人格和變態的罪犯、連續殺人魔劃上等號，這種理解並不正確，因為照統計推估，病態人格在日本應該多達一百萬人以上。在病態人格檢核表中評估為**滿分**的人，的確可能涉及犯罪，但這種人極為稀少，即使在病態人格中也屬特例。

回顧日本犯罪史，殘暴犯罪的頻率多年才發生一次，甚至更低。這些刑案或許會轟動社會，成為深植人心的恐怖記憶。但只要冷靜思考，就會發現這些案件並不是頻繁發生，犯罪等於病態人格的想法也不正確。前面提過，以監獄人口為對象，用檢核表進行調查，只有百分之十五到二十五符合病態人格。由此可知，即使在犯罪者中，病態人格也是少數派。

非病態人格的犯人中，或許有一定程度符合第四個因子——反社會性因子，但他們未必欠缺良心、同理心或喜歡操控別人。他們有因生活潦倒而偷竊的人、借酒裝瘋毆打別人的人、出於好奇染上毒品的人，開車分心結果撞到人的人，這些與病態人格的樣貌有相當大的差距。此外，長年積怨最終殺死對方的犯人、為了從家暴中脫身而殺了丈夫的妻子等人，雖也犯下殺人重罪，不過稱不上是病態人格的可能性相當高。

病態人格像一種症候群，必須四個因子都符合。四種「惡的因子」交錯、共鳴，才會演奏出名為病態人格的陰鬱樂曲。不過，並不需要四個因子都得到高分，即使有特別高或特別低的因子，還是能形成病態人格的全貌。下一章將介紹各式各樣的病態人格類型。

第3章

温和型病態人格

——病態人格的光譜

病態的成功人生

前面章節介紹的是犯罪型病態人格，這是每個人聽到這個詞時，腦中浮現的樣貌。不過，完全符合第二章敘述的病態人格犯罪者，其實多為例外。打個比方，病態人格如同調酒，具有多種層次，類似一種症候群，有光譜存在，依其位置有時呈現紅色，有時呈現藍色。本章將介紹與犯罪無緣的病態人格，以及病態人格兒童等不同類型。另外，還會介紹與病態人格相像，但其實兩者不同的概念。

第一章介紹了我在監獄和拘留所等地遇見的病態人格。不過，他們當然不只存在於監獄。因罪行而入獄的病態人格，嚴格而言是「失敗的」。實際上，他們在病態人格中的占比相當低。

最先提出「病態人格成功人士」概念的是克勒利。這表示他在病態人格研究的一開始，就著眼在這種人身上了。他舉出病態人格實業家、病態人格科學家和病態人格醫師。也就是說，世界上也有病態人格遊走於犯罪邊緣，但絕對沒有觸法，並藉此獲取財富與成功，謳歌人生。高智商的他們擅於權謀術數，設下陷阱欺騙別人，牟取個人利益。在這些人當中，有人其實染指犯罪，被揭發時卻讓下屬扛下罪名，自己毫髮無損。他們在自身周遭嚴密設下數層安全網，採取萬全對策，防止搜索的手觸及自己。

正如克勒利舉的例子，據說在政治家、大企業家、知名學者、頂尖運動員、名人及藝術家當中，有相當多「病態人格成功人士」。例如用不堪的言詞辱罵「敵人」、讓國民憎惡不已的國家元首，古今東西層出不窮。即使在現代，稍微放眼一看，應該就能浮現一兩位這樣的領袖吧。在日本也有部長或政治家屢屢失言或失策，卻依舊沒有學習能力，餘波未平時毫不在乎地在大眾面前嬉皮笑臉。他們就是有種不可思議的魅力，能吸引許多人。

為什麼此人能利用憎惡感操控國民？為什麼此人能再三失言，說出如此無情的話卻無動於衷？我們無法理解他們，內心充滿疑問，不過或許答案是：「因為他是病態人格」。接著讓我們一起看看這類案例。

改變世界的男人

改變世界的男人——這是大家給蘋果電腦創辦人賈伯斯（Steve Jobs）的稱號。不論是 iMac、iPod、iPhone 還是 iPad，蘋果粉絲遍及全球。賈伯斯在蘋果的期間創造了這些工具，無疑影響了全世界，大大地改變了我們的生活。蘋果的躍進在賈伯斯過世後並未衰退，但很遺憾地，有些人認為，蘋果在創辦人過世後，再也沒有令世界驚豔的作品，以往帶給大家的雀躍感不復存在。如今回想起來，或許大家一面愛著蘋果的同時，也一面愛著賈伯斯所散發出來的領袖魅力。

提到賈伯斯，腦海浮現的應該是他身穿黑色高領上衣，在發表會上自豪地介紹新商品的樣子吧。一如他的作品，彷彿摒除一切多餘要素的簡約風格，他很快就成為領袖魅力的代表人物。儼然是開拓數位時代的彌賽亞，媒體和眾人為了聆聽神諭而聚集在他面前。不過若不提及蘋果品牌，大家對賈伯斯的人格評價卻是毀譽參半。身為一個偉大的創業家、革新者，受到眾人尊敬讚揚的同時，他的驕傲、冷漠、激烈也被製作為傳記、電影廣為流傳。

在電影《史蒂夫．賈伯斯》（*Steve Jobs*）中，描繪了他許多不為人知的另一面。好比在創業之初，女友告知他自己懷孕的事，賈伯斯卻突然變得冷漠，說這些會干擾到他的事業，堅持「孩子不是我的」後，就拋棄了女友。當蘋果股票上市時，已成為億萬富翁的他，也是毫不留情地丟下自大學時代起就共同奮鬥的夥伴。即使他們曾同住一個屋簷下，創業時同甘共苦，他卻連一張股票都沒分給和他一起打拚的人。絕交、拋棄、革職、惹怒對方，類似的情節在賈伯斯周遭並非新鮮事。

賈伯斯無情的一面，也顯現在從不關注慈善活動這一點上，與微軟的比爾．蓋茲，或臉書的馬克．祖克柏形成鮮明對比。美國的億萬富翁或許因基督教精神深植內心，大部分熱中於慈善活動，而賈伯斯則是例外。另外，賈伯斯的個性激烈眾所周知。據說他對周遭的人完全不帶敬意，是個難以忍受的暴君。凡事一定要貫徹己意，動不動就與人起衝突，口出惡言。但替他撰寫傳記的作家華特．艾薩克森（Walter Isaacson）曾說：「和許多人一樣，我也發現自己深陷於他激烈的魅力之中。」並將賈伯斯的負面性格命名為「魅力光束」。除了魅力點，他更以「集感性與遲鈍；急躁與超然於一體」評價賈伯斯。或許正是這種極端加上玻璃般細緻脆弱的結合，化為不可思議的超凡魅力，不由分說地誘惑著眾人。事實上，他的確吸引了許多優秀的天才投奔麾下，是個如假包換以「魅力光束」為武器的「感情騙子」。

這種特質能用「操控他人性」來形容。據說賈伯斯的妻子曾說過他「善於操控」。隨意控制周遭眾人，擅加利用也罷，但這也反映出他不如己意就大發雷霆，能因失去利用價值就輕易捨棄他人的個性。

支撐革新的助力

為何賈伯斯的人格能為世界帶來革新呢？粗略分析以下三點。第一，除了本身才能俱足外，還能以「魅力光束」吸引眾多人材，肆意操控、拋棄他們，徹底利用這些人配合自己的需求做事。蘋果企業本身呈現的樣貌宛如擴大版的賈伯斯。第二，勇於冒險。在傳記電影中，賈伯斯曾怒吼道：「想要偉大，就去冒險。」周遭覺得「辦不到」、「太莽撞」而退縮，他卻咆嘯大罵、擊退異議，只管往前衝。在冒險背後，不只有相應的自信支撐著他，或許還發揮了「經營者的直覺」。但最大的原因在於，他原本就缺乏對風險的恐懼感。第三，他數次「竊取」其他公司的點子。在傳記中，賈伯斯親自承認「一直以來，我們貪婪地竊取了許多偉大的點子」。他的態度只差沒將責任推給那些傻傻被偷走點子的人。

為了自身利益，踩著別人的屍體往上爬，或許是想在如殊死戰分秒必爭的ＩＴ產業中，脫穎而出的必要之惡。但我並非經營學專家，無法完整分析蘋果的成功，也無法評論賈伯斯的經營哲學與手法。或許在經營學專家眼中，這些分析並不精確，但我以心理學的角度來看，推測能帶來成功或革新的人格，無疑與病態人格的特徵重疊。

賈伯斯已逝，無法定論他是否為病態人格，但有多數論文指出其具備病態人格及其他人格障礙。在賈伯斯身上，我們能找到許多熟悉的特徵，如領袖魅力、輕視他人的權利、冷淡、擅於操控他人、負面情緒性（憤怒、多疑）、有無法煞車的冒險傾向等。或許是這些特徵發揮了正向作用，將他導向了成功之路。另一方面，賈伯斯並無顯著的粗暴性與攻擊性（有言語上的攻擊性，但沒有肢體上的攻擊性）、犯罪性（竊取點子的部分屬灰色地帶），因此和「犯罪型病態人格」又有一線之隔。此外，他卻又擁有高超能力、強烈動機、完美主義等與病態人格不相容的特質。由此推論，似乎能說他屬於病態人格的亞型之一，也就是「病態人格成功人士」。

美國前總統川普的精神診斷

提到一言一行動輒引起全球注目的爭議人物，就是美國第四十五任總統——唐納・川普（Donald Trump）了。身為知名的成功企業家，在表明參選總統時，大家都當作笑話，覺得他是來陪榜的。但在選戰中，他不僅言行舉止過度激烈，就連過去的問題行為也被揭露出來。不過出乎多數人的意料，他打贏了總統選戰，不僅在商界，連在政界也獲得「卓越的成功」，君臨美國。

在就任總統後，他的言行依舊不變。限制伊斯蘭教徒入境美國、脫離跨太平洋夥伴協定（TPP）、脫離地球暖化對策的《巴黎氣候協定》、退出聯合國教科文組織、承認耶路撒冷為以色列首都等，他的政策不但影響了美國，也撼動了全世界。共和黨的票倉被稱為紅州，支持者多為美國內陸的白人。他高唱美國優先、排斥移民、攻擊少數族群、實施保護主義政策樹「敵」、高喊自己的利益。這些政策主要都是針對支持者的訴求，不免讓人聯想當年希特勒排擠猶太人，獲得德國中產階級壓倒性支持的過程。

眼見如此，美國的心理學家、精神科醫師等專家，都萌生了相當大的危機感，進而出版《唐納．川普的危險案例》（*The Dangerous Case of Donald Trump*）。讓人聯想到針對納粹德國進行心理分析的埃里希．佛洛姆（Erich Fromm）著作的《逃避自由》。不過，《逃避自由》是分析希特勒支持者的心理，而《唐納．川普的危險案例》則是**診斷**前總統川普本人的心理。這本書由二十七位專家共同撰寫，但這本書在某些層面上相當危險，甚至犯了大忌。因為若無法親自見到本人，是不可能做出正確的「診斷」。這種行為應該要被美國精神醫學學會的職業道德守則（高華德守則）所禁止。

即使這種「診斷」並不完全可靠，只要專家聯名發表這本書，大眾就可能會全盤接受。片面地被診斷為精神障礙或病態人格，必然會損害到本人的利益。另一個嚴重的問題，就是這本書有散播錯誤訊息的危險，讓大眾認為「精神障礙很危險」、「川普的言行之所以有問題都是精神障礙造成」。

不過，那些作者對此應該再清楚不過了，他們是所謂的確信犯★。之所以犯下大忌也要將這本書公諸於世的理由，是出自身為美國國民的嚴重危機感，以及肩負心理健康專家的責任感。他們將此用「目睹邪惡日常的專家」來表現。話雖如此，這本書的內容激烈到讓人不禁懷疑其公信力。有人說川普有反社會人格；有人則分析他有失智傾向或是病態自戀狂。

川普是「病態人格成功人士」嗎？

那麼在那本書裡，川普具體上被如何「診斷」呢？

作者之一的蘭斯．多德斯（Lance Dodes）為前哈佛大學精神醫學家。他舉出川普缺乏

★基於某種道德、宗教或政治上的信仰而實施的犯罪行為。在犯人的主觀意識中，大多不認為自己在犯罪，反而認定自己是在傳遞信念。

同理心，沒有罪惡感，享受謊言與騙局，欠缺探究現實的能力，具有憤怒的爆發與衝動性。最終他下了結論，認為川普無疑有「嚴重的反社會人格」。他說川普曾模仿並嘲笑一位身障記者，還被認為曾對多數女性施以性暴力等，都被當成「例證」。

據說他也威脅過政敵，並曾在商場進行多次詐欺交易，最具代表性的就是被迫封鎖的「唐納．川普大學」。多德斯警告，這些傾向與民主主義對立，會提升戰爭的危險性，對美國的民主主義與和平是嚴重威脅。

被稱為「現代語言學之父」、麻省理工學院榮譽教授諾姆．杭士基（Noam Chomsky）也在結語處寫了一段文章。

他憂心即將發生的未來，那就是當川普的政策失敗時，劇情會如何發展。杭士基當時預測，川普的政策遲早會失敗，而窮人們將無法奪回工作。到那時，川普會將自己的失敗歸於「敵人」的干擾，變本加厲地顯露敵意、轉嫁責任，拿移民、恐怖份子、伊斯蘭教徒、菁英階級來當代罪羔羊，煽動更多仇恨。

有被嚴重懷疑是反社會人格或病態人格總統的美國，究竟會有怎樣的未來？受此捉弄的世界又會變得怎樣呢？

神經科學家也有病態腦

美國知名神經科學家詹姆斯・法隆（James Fallon）受委託提供審判用的資料，拍攝了許多殺人犯的PET掃描圖像（正子斷層造影）進行解析，找出了病態人格腦部的獨有特徵。某天他在研究室中，檢視自己家族的腦部影像，卻發現其中一張影像具備明確的病態人格特徵。一開始他以為是哪個犯人的影像不小心混了進來，檢查了好幾次後，終於確定那就是他自己的腦部影像。

接下來他該怎麼想呢？他不得不面對自己具備病態人格特徵的事實。他想，倘若如此，應該有某些理由保護他沒有成為病態人格犯罪者。他試著回想過去，檢視現在的言行，持續挖掘內心世界，進一步蒐集了家族及友人的證詞，但不久便發現這個想法並不正確。比方說，雖然他從小成績優秀，但同時也是一個愛惡作劇的孩子，曾因玩火差點把自己家燒掉。高中時就像有什麼在身後追趕他似的，他活躍於各大活動中，卻也深受恐慌症與強迫症之苦。

大學的他呼麻上癮，不斷喝酒鬧事，時常進出警局。但他又是名虔誠的天主教徒，在名校學習神經科學及生理學，過著一帆風順的研究生活。當然，他不曾做出明確的犯罪行為，也沒有對人施暴或傷害別人的經驗。但在檢視自己的過程中，他發現了下列特徵：

- 我經常無法與別人的心靈互觸，也不明白自己的行為帶給別人的影響。
- 雖然我理解自己欠缺同理心，但這也全面性地補足了我外顯的競爭心態。因為我對別人幾乎不會有情感上的斟酌，為了取勝或讓對方為己所用，不管做什麼我幾乎都不會感到良心的疼痛。
- 大家都知道我樂於追求刺激和快樂，以為了獲取些許快樂而貶低別人聞名。
- 多數情況下，我能表現得像有同理心。我是個優秀的傾聽者，喜歡聽大家說自己的興趣，但這樣做只是為了找出讓他們言聽計從的方法。

而同事朋友等人則直率地指出他是個「控制狂」、「膚淺輕浮」、「完全不受良心苛責」、「自我中心」、「徹底無情」、「有病態說謊癖」等。其中甚至還有人說再也不想和他一起工作，希望他不要接近自己。

我們該怎麼看待這些事實呢？

的確，冷酷地想勝過別人的競爭心、不受感情左右的冷靜判斷力、令人難以忍受的自信、不怕失敗的大膽等，這些或許都是成為一流研究者必要的特性，同時也是病態人格的特徵。腦部圖像並沒有錯，他是不折不扣的病態人格。事實上，他接受病態人格檢核的結果，只有「反社會性因子」低分，其他三個因子都得到高分。但因為他沒有反社會傾向，攻擊性也在社會容許的範圍內，所以並未出現太大的脫序或問題行為。

相較之下，他們比前述的犯罪型病態人格「溫和」，於是法隆將自己稱作「溫和型病態人格」或「親社會型病態人格」，如比爾・柯林頓（Bill Clinton）也是。或許他也能和賈伯斯或川普一樣，稱為「病態人格成功人士」。

病態人格有各種型態，相當多元，不具備犯罪性的大有人在。

職場的病態人格

近年來，關於「職場病態人格」的研究在日本相當盛行。一開始在歐美媒體間談論的概念，延伸為暢銷書，朝一般大眾傳遞。學術研究領域現階段正用數據驗證其問題及影響。「職場病態人格」並不像「病態人格成功人士」那麼傑出，是所有企業及組織內都可能出現的人格特質。他們比較明顯的「危害」，是當晉升至領導地位時，會仗勢騷擾下屬、涉及舞弊或企業犯罪。

關於其領導力等正向的一面，以往已有許多研究。書店裡一整排的「領導力學」，幾乎都在論述團隊合作、內部溝通、對下屬的指導能力等，是一般認為領袖必備的正向特質。與之相對的，鮮少有人著眼於「職場病態人格」的負向要素。現今常見的職權騷擾、職場性騷擾、違反企業法令等，也在社會上造成嚴重問題。今後著眼於領導能力負向要素的必要性勢必與日俱增。

一個以澳洲公司為對象的研究顯示，上司不具病態人格的公司，騷擾發生率為百分之五十四；上司有病態人格的情況下，幾乎所有公司的騷擾發生率都為百分之九十三。當上司有病態人格時，騷擾程度有愈趨嚴重的傾向。在英國，「職場病態人格」的騷擾行為，每年估計造成高達三十五億英鎊的社會損失。

「職場病態人格」也被稱為商務病態人格、企業病態人格、組織病態人格等。其定義為反社會性不似犯罪型病態人格嚴重，但在企業中，其特性會造成人際關係問題。如不顧他人權利或尊嚴，只關心自己的利益、病態性說謊、對人冷酷無情、將自己的過失歸咎他人、為了小事暴怒而做出攻擊性言行。他們的行為無法預測，有時會給團體帶來負面的影響。

另一方面，他們富表面魅力，乍見能發揮強大的領導力，加上擁有優秀的提案能力，有時會被誤認具備領袖素質，獲得不符實力的地位。一旦到了那個地位，他的病態人格特性就會對下屬、團隊合作或公司整體決策產生重大的負面影響，造成下屬精神痛苦、動機低落、離職等問題，有時還會濫用職權舞弊。出現病態人格的機率，相較於一般社會的百分之一，在組織內取得領導地位的人，據聞有百分之四為「職場病態人格」，等於每二十五人就有一個，比例不容忽視。

海爾和巴比亞克（Paul Babiak）為了找出「職場病態人格」，開發了企業版病態人格檢核表，改良原本的病態人格檢核表內的二十個項目，是一種叫「職場掃描 Business Scan」（B-Scan）的檢核工具。有自我評量版與觀察者評量版。前者讓本人檢核自己的病態人格傾向，後者則讓他人檢核特定人物的病態人格傾向。只要使用觀察者評量版，就能對有疑慮的人員進行評估。在美國、加拿大等國家，有愈來愈多公司使用「職場掃描」，以避免不適任的人晉升為領導階級。

「職場掃描」和病態人格檢核表一樣有四個因子，分別是：

1. 操控性與違背倫理（為操控他人，施展魅力或說謊）
2. 冷酷性與無情（冷漠、不顧他人心情）

3. 缺乏責任與目的（不會為了實現目標而努力）

4. 脅迫性與粗暴（在職場威脅他人）

我們能發現，這些因子與原本的病態人格檢核表的四因子（人際關係因子、感情因子、生活型態因子、反社會性因子）相對應，但用字遣詞較溫和。

加拿大心理學家馬修（Cynthia Mathieu）等，以六百五十一名加拿大民間企業員工和公務員為對象，請大家用職場掃描的觀察者評量版，檢核他們的直屬上司，結果顯示，若上司病態人格特性較強，下屬的職場壓力、工作與家庭的摩擦也較大，且工作滿意度極低。「職場病態人格」的負面影響已透過許多研究，陸續在數據上得到佐證。他們與白領犯罪、企業犯罪有著密切關聯。許多學者一致舉出已破產的安隆（Enron）公司前CEO肯尼斯．雷（Kenneth Lay）與前CFO安德魯．法斯陶（Andrew Fastow）為最具代表性的例子。

安隆是美國首屈一指的能源公司，多年來以作假帳掩飾巨額虧損，於二〇〇一年曝光，隨即破產，是當時美國史上最大的企業破產案，成為一個牽連多數企業的大醜聞。由此可知，若一間公司的領頭羊有「職場病態人格」的可能，主導舞弊或企業犯罪的機率也會上升。

打開電視，日本也是充斥著作假帳、內線交易、貪污、圍標、商品標示造假、檢驗數據造假等企業違法情事。這些問題的影響範圍不僅波及企業內部，連帶整個社會都受害。其中著名的例子是磁浮新幹線圍標事件。根據報導，這些承包商的負責人有些是大學同學，私下搓湯圓的不法協商，就是在這種人脈間實行的，惡的種子向來都是在非正式的溝通當中埋下。在無法見光的暗影裡，即使存在著病態人格的身影也不足為奇。

但過去對這種社會問題，大眾總是將焦點擺在企業的組織結構上，幾乎不言及個人人格，特別是病態人格的特性。大家會分析組織文化的弊病尋求改革，如果不這麼做，就會被批判。不過除了分析組織外，同時進行個人分析非常重要。企業內只要有一個病態人格擔任要職，這個人就可能操控下屬，巧妙欺騙，透過重大決策四處散布毒藥，最後發展為嚴重的違法問題。一旦演變為重大社會醜聞後，即使是過去屹立難搖的大企業，也可能瀕臨破產危機，嚴重影響國家經濟安危。

當然，這裡並不是指所有會欺凌下屬的上司，或違法的領導人都是病態人格，萬萬不能輕易替人貼上標籤。正如前面不斷提到的，病態人格特性也有正向的一面，這些都能對組織的發展有所貢獻。話雖如此，今後作為危機管理的一環，就像健康檢查與壓力檢測一樣，善用「職場掃描」實施心靈健康檢查仍有必要。在人事安排上，必須有效率地避免高風險的人被派往不適任的職位，造成企業或社會負擔。

帶領社會進步的病態人格

如果你問我想不想和賈伯斯一起工作或當他的朋友，我很難高舉雙手贊成。我的確很憧憬他的才能和領袖魅力，但自尊心被蹂躪，像物品般被拋棄並不是什麼愉快的事。我覺得他並不是能安心待在身邊的對象，甚至稱得上「危險勿近」。

除了上述的「病態人格成功人士」與「職場病態人格」，還有其他不同類型。牛津大學心理學家凱文・達頓（Kevin Dutton）研究，我們能將病態人格比喻為調光器或混音器上的眾多旋鈕，將之左右旋轉調節，就會浮出各式各樣的病態人格樣貌。當所有旋鈕轉到極限，就會聚焦為連續殺人狂般極度邪惡的樣貌。但將無恐懼感、自信、冷靜、同理心的旋鈕轉強；冷酷、衝動、反社會性的旋鈕調弱，又會成為怎樣的人物呢？他舉例出下列人物：

- 不會將不必要的感情移入患者身上，能冷靜完成困難手術的外科醫師。
- 當市場陷入大混亂，每個人都恐慌不已時，卻能冷靜如冰地做出正確判斷，賺取更多利益的避險基金經理人。
- 即使檢察官提出堅不可摧的證據，依舊能巧妙打動陪審員，大大扭轉其心證，態度冷靜坦蕩的律師。

- 在戰場前線陷入困境，也能瞬間做出正確判斷，執行任務，拯救眾多部下性命的軍隊司令官。

達頓表示，有些職業需要某種程度的**病態**，才能讓能力增幅，導向偉大成功的同時，帶給周遭正面的影響。就像國難當頭仍能彙整國民意見，度過難關的政治家；遭遇危機也能冷靜發揮最佳實力的頂尖運動員；在眾多觀眾矚目的浩大舞台上，也能獻上完美表演的藝人等。以這個觀點來看，在多元的病態人格光譜中，從某處開始，善惡的界線變得模糊，超越這個區塊，就會浮現「優異的病態人格」，其中也有勇氣功績值得讚賞，集眾人尊敬於一身的領導者或英雄吧。

明尼蘇達大學心理學家大衛・李肯（David Lykken）主張，病態人格被視為具有不知天高地厚的危險傾向，但若伴隨適當的社會化，就可能產生優秀的領導力或頂尖人士。這與前述的「病態人格成功人士」有部分重疊，卻也有迥異之處。因為「病態人格成功人士」未必是「優異的病態人格」。「病態人格成功人士」的某些人肆意鑽法律漏洞，為了撇清罪責，將骯髒事交給手下執行，並讓他人背鍋。也有人會毫不在乎地貶低、傷害別人。而「優

	能力高	能力低
高反社會性 暴力的病態人格	病態人格成功人士	兇惡犯罪者
低反社會性 非暴力的病態人格	優異的病態人格	輕罪犯罪者

表 3-1 優異的病態人格

異的病態人格」並不會做出這種毫無人性的舉動。

我們能把達頓的想法整理成表 3-1。以「能力的高低」、「反社會性的高低」分成四類，能力強、反社會性也強的是「病態人格成功人士」。而能力強、反社會性弱的則是「優異的病態人格」。賈伯斯與法隆應該位於這些漸層的某處吧。

惡性病態人格與良性病態人格的差異

如上所述，要針對「病態人格成功人士」或「優異的病態人格」進行論述時，必須將病態人格的人際關係因子、感情因子、生活型態因子及反社會性因子分開考量。在研究者中，不少人主張前三個因子的病因和反社會性因子的病因不同。但也有人主張病因相同，只是出現的模式不同。達頓的「混音器說」就屬於後者。而主張「代償過程論」的研究者則表示，即使擁有所有病態人格獨有的問題，只要智商高或有出色的社會技能，就能彌補原本人格上的缺陷，逃過成為惡性病態人格的命運。這樣的人不需要犯罪，只要運用自身的高度能力，就能達到目的。某些案例也可能是有良好的生長環境與教育，抑制了發現病態人格特徵的機會。

還有一種主張認為，惡性犯罪型病態人格，是在病態人格特性之外再加上自戀傾向（narcissism），以及為達目的不擇手段的傾向（馬基維利主義）的結果。馬基維利主義一詞，來自文藝復興的義大利思想家尼可洛・馬基維利（Niccolò Machiavelli）的姓氏。他在著作《君王論》中，聲稱不論是再怎麼殘虐的行為，只要為了增進國家利益就能容許。病態人格、自戀與馬基維利主義被稱為「暗黑三元素」。聚集這三種元素的人並不容易找到，但當一個人內含這三種元素時，可說是最糟糕的**配方**吧。

病態人格兒童

當我們回頭檢視惡性病態人格的概念時，能發現許多的反社會性、不顧他人的舉動，其源流能回溯至兒童時期。這是許多研究者都認同的部分。只要病態人格不是長大成人後才突然顯現，我們就不得不面對「是否存在病態人格兒童」這個提問。

這是一個危險的提問。回顧一個成年的病態人格，從他孩提時代尋找萌芽點不會是太大的問題。不過，面對一個頻繁出現脫序行為的孩子，去預言他將來會成為病態人格者是恰當的嗎？

在犯罪學中，向來嚴正訓誡這種貼標籤的行為。美國犯罪學家霍華德．貝克（Howard Becker）提出了「標籤理論」。他強調，如果對孩子的脫序行為施以過度嚴格的懲罰，將孩子貼上「不良少年」、「行為偏差」的標籤，反而會助長其偏差行為的弊害。日本少年法的目的不在於處罰，而是培育健全少年，將重點放在教育、福利上，理由正是如此。

其實病態人格的特徵中，內含一般兒童也具備的典型特徵。例如衝動、自我中心等，也是頗具兒童本色。至於良心與同理心，兒童時期還未臻成熟也是理所當然。因此，即使遇到具備這些傾向的兒童，也不能輕率地說他們有病態人格的特徵。話雖如此，許多專家支持「病態人格兒童」的概念。他們認為病態人格是一種在幼時萌芽，到了青年期以後會被鑑定為「症狀」的人格障礙。

海爾基於這種立場開發了「青年用病態人格檢核表」。根據成人用的檢核表，刪除不符合青少年的項目加以修正而成。適用年齡為十三到十八歲。因為青少年中有許多人沒有就業或結婚的經歷，是以刪除「寄生式的生活型態」與「多數無法持久的婚姻關係」兩個項目，並修正了「少年不良行為」與「犯罪具有多方向性」的得分基準（成人用請參考表2-1，四十三頁）。

另外，美國心理學家里南（Donald Lynam）參考病態人格檢核表，開發了六歲以上的兒童可使用的「兒童用病態人格評量表」。由五十五個項目構成，依據本人自我報告及監護人的評估來判斷。根據他的研究，使用「兒童用病態人格評量表」被判斷為「病態人格兒童」的孩子，出現了與成人病態人格類似的特徵。在十歲時已觀察到非常多樣化的脫序行為，相較於非病態人格的不良少年，粗暴程度更甚，且多為重大的行為問題。

診斷病態人格兒童的意義

判斷「病態人格兒童」有什麼意義呢？研究者當然不是為了貼標籤才尋找這些孩子。在多數研究中得知，世界上半數以上的犯罪，僅有極少的百分比是因「慢性習慣犯」（chronic offenders）所犯下的。「慢性習慣犯」又可稱為「長期犯罪者」。從幼童時期就頻繁出現脫序行為，且一輩子都會重覆犯罪。雖然這些人並非全是病態人格，不過「病態人格兒童」是成長為「長期犯罪者」的高危險群。

里南主張，藉由早期發現慢性習慣犯，予以預防及治療，以減低犯罪帶來的社會成本，是從事「病態人格兒童」研究的重要目的。成年後的病態人格治療極度困難，兒童時期則相對容易看到效果，若能早期發現早期治療，促使其日後能適應社會生活，對本人也頗有益處。

原發性病態人格與續發性病態人格

有一群人用檢核表檢測後，會被診斷為病態人格。但仔細觀察其特徵，會覺得和真正的病態人格（原發性病態人格）是不同類型。他們既非「病態人格成功人士」，亦非「優異的病態人格」，是種不可思議的存在。與克勒利活躍於同一時期的精神醫學家班傑明・卡普曼（Benjamin Karpman）稱他們為「續發性病態人格」。

「續發性病態人格」的確有病態人格的特徵。對他人缺乏敬意、欺騙眾人、熱愛操控、具犯罪傾向等等。生活中只管眼前，不瞻前顧後的特性也很醒目，符合病態人格的人際關係因子、感情因子、生活型態因子、反社會性因子所有條件。不過他們也有和真正的病態人格不同的特徵。「續發性病態人格」並不是完全缺乏良心、同理心等人性自然的感情，因此會出現對殘虐行為的遲疑或抑制，對於自己的行為也有某種程度的反省能力，經常出現情緒不穩、缺乏自信、不安或抑鬱等徵兆。他們犯罪多半基於復仇或憤怒。這一點與完全無目的、只想傷害人，或為了滿足歡愉而犯罪的原發性病態人格相當不同。

李肯認為，原發性病態人格有「行為抑制系統」方面的異常，無法抑制自己的行為。最顯著的行為抑制系統，就是「不安」的情感。我們行動時之所以不會不顧後果、危害別人，都是那名為「不安」的煞車。相對地，李肯主張「續發性病態人格」則是有「行為活性化系統」方面的異常。他們在壓力下，無法打開行為開關去迴避或解決問題，所以總是被壓力逼得喘不過氣，以至於聚積了過多的復仇心理與憤怒，才會衝動性地出現反社會行為。

卡普曼主張，續發性病態人格在病因上也和原發性病態人格大不相同。他認為，相對於原發性病態人格是「天生」的缺陷，續發性病態人格是由於虐待或不幸環境所造成的後天結果。之所以會稱之為原發性與續發性，也是出自對病因的預設。倘若如此，續發性病態人格的行為模式或人格特徵，乍見之下像病態人格，事實卻是類似的其他病態。換句話說，應該是「類病態人格」吧。

病態人格的類似概念

病態人格的類似概念，還能舉出其他幾種人格障礙。首先是「反社會性人格障礙」。這是列入美國精神醫學《精神疾病診斷與統計手冊》（DSM-5）的精神障礙之一。在《DSM-5》中，列出了十種人格障礙症為「人格障礙群」，依據類似性整理，有A群（奇異型）、B群（劇場型）、C群（不安型）三大類別。其中B群內含反社會性人格障礙。另外，同一群中還有自戀型人格障礙、邊緣型人格障礙及戲劇型人格障礙，這些或多或少與病態人格有類似的特徵。

反社會性人格障礙

反社會性人格障礙是什麼？表3-2列出了《DSM-5》的診斷基準。參考這些基準，能看出這種障礙的核心特徵。正如其名為「反社會性」，是「無視他人權利加以侵害的廣泛模式」。當中有許多特徵與病態人格重疊。

反社會性人格障礙將重點置於行為上的特徵，特別是反社會性在病態人格四因子當中，與「生活型態因子」、「反社會性因子」較為類似。相對的，在「人際關係因子」與「感情因子」上，僅有些微重疊。也就是說，有反社會性人格障礙的人，雖容易犯罪或出現問題行為，其根柢未必存在同理心的極度缺乏、殘虐性與冷酷性。人際關係上，即使沒有操控他人、性放縱等特徵，還是有可能被診斷為反社會性人格障礙。

以受刑人為對象的研究中，符合反社會性人格障礙基準的人約有百分之八十，而病態人格如前述為百分之十五左右，差距相當大。此外，在全部人口

‧無視他人權利加以侵害的廣泛模式，發生在十五歲以上，呈現下列當中三種（或以上）的狀態。

1. 以守法觀點而言不符合社會規範，一再出現會被逮捕的行為。
2. 虛偽、反覆說謊、使用化名，為一己利益或享樂而欺騙他人。
3. 衝動或無法對未來訂定計畫。
4. 暴躁且具攻擊性，不斷出現打架或施暴的行為。
5. 做事不顧後果，不考慮自己或他人的安全。
6. 無責任感，無法穩定持續工作或履行金錢義務。
7. 缺乏良心苛責，呈現出對傷害、霸凌他人或竊取他人財物毫不在乎的狀態，或將其合理化。

引用出處：American Psychiatric Association （2013 高橋、大野監譯 2014）

表 3-2 反社會性人格障礙的診斷基準（摘錄）

中所占的比例，反社會性人格障礙一般認為有幾個百分比，同樣比病態人格略多。

反社會性人格障礙與病態人格還有一點差異是，前者不到十八歲以上時不能下診斷，目的是避免將兒童與青少年貼上標籤。另一個理由為，人格會隨著年齡變化，因此等到一定程度的年齡且人格定型時，才能加以診斷。

不過，小時候沒有任何問題，到了十八歲卻突然出現反社會性人格障礙的狀況較為罕見。這一點與病態人格相同。因此，在反社會性人格障礙的診斷上，過往有「品行障礙」的證據變得重要。品行障礙與「兒童的病態人格」有重疊的概念，這也是《DSM-5》中舉出的疾患之一（表3-3）。

青年期發病的品行障礙，多半在成年之前會改善，鮮少演變成反社會性人格障礙。但十歲前發病的「兒童期發病型品行障礙」，癒後不佳，不少案例發展成反社會性人格障礙，而這些人多半也與病態人格有所交集。

自戀型人格障礙

自戀型人格障礙與病態人格的交集頗多，其診斷基準可見表3-4（一〇一頁）。

反覆並持續侵害他人基本人權，或不符合該年齡的社會規範。在過去十二個月中存在以下基準的三種（或以上），或過去六個月中至少存在一種基準者，可能判定為相符。

- **對人及動物的攻擊性**

1. 經常霸凌、脅迫或恐嚇他人。
2. 經常挑起激烈打鬥。
3. 曾對他人使用足以造成重大身體傷害的兇器（如：球棒、磚塊、破玻璃瓶、刀、槍）。
4. 對人身體殘酷。
5. 對動物身體殘酷。
6. 曾當著被害人的面進行偷盜（如：攻擊別人並搶劫、騎車搶劫、強奪、使用兇器搶劫）。
7. 曾強迫他人進行性行為。

- **所有物的破壞**

8. 曾為造成重大損害故意縱火。
9. 曾故意破壞他人所有物（使用縱火以外的手段）。

- **虛偽性及竊盜**

10. 曾侵入他人住處、建築物或車內。
11. 經常為獲得他人的物品、善意，或逃避義務而說謊（如：矇騙他人）。
12. 雖然沒有當著被害人的面，但曾偷盜有價值的物品（如：順手牽羊但不伴隨破壞及侵入、偽造文書）。

- **嚴重違反規則**

13. 未滿十三歲就開始在父母禁止下屢屢夜間外出。
14. 在父母或其他大人住在家裡期間，徹夜未歸至少兩次，或曾長期不回家一次。
15. 未滿十三歲就不斷逃學。

引用出處：American Psychiatric Association （2013 高橋、大野監譯 2014）

表 3-3 品行障礙的診斷基準（摘錄）

正如其名，這種人格障礙的特徵就是極端自戀，認為自己是世界中心，是世界上最特別的存在。往往輕視他人、不當利用周遭的人，或擺出一副自以為是，令人難以忍受的傲慢態度，缺乏對別人的同理心。這些都與病態人格中的人際關係因子類似，也和感情因子的其中一部分重疊，但當中有很大的不同。自戀型人格障礙不太會有生活上的嚴重失序，多數人與犯罪無緣，也不太會出現衝動性與追求刺激性。

病態人格往往會利用自己的「魅力」，使周遭的人成為自己的俘虜；而自戀型人格障礙，則是因本人覺得自己太有魅力，反而常常讓周遭的人厭煩。一般認為，他們內心其實有強烈的自卑感與空虛感，因此容易演變成「惹人煩惱但自己也煩惱」的類型，也有不少人會去尋求治療或諮商。話雖如此，在諮商時他們也會顯露自大傲慢的態度，屬於讓諮商師苦惱的患者。而病態人格則是「惹人煩惱但自己卻完全不煩惱」的類型，和自戀型人格仍有些許不同。

邊緣型人格障礙

一九八七年的美國電影《致命的吸引力》（*Fatal Attraction*）是描繪邊緣型人格障礙

誇大性（空想或行為上）、想獲得讚賞的欲求、缺乏同理心的廣泛模式。剛成人前就開始發生，並在種種狀況下顯現，呈現於下列當中五種（或以上）的狀態。

1. 認為自己很重要的誇大感（如：誇大業績或才能、明明沒有足夠的業績卻期待大家認為自己優秀）。

2. 沉溺於無比的成功、權力、才氣、美貌或理想的愛等幻想。

3. 相信自己是「特別」的、獨特的，只有其他特別或地位高的人、團體才能理解自己，與自己建立關係。

4. 尋求過剩的讚美。

5. 特權意識（毫無理由地期待特殊待遇，或只要自己期望，對方就會自動聽命）。

6. 在人際關係中不當利用對方（意指利用他人圖利自己）。

7. 缺乏同理心，不試圖了解他人的心情或欲求，或不試圖察覺。

8. 經常嫉妒他人或總以為他人嫉妒自己。

9. 自大傲慢的行為或態度。

引用出處：American Psychiatric Association （2013 高橋、大野監譯 2014）

表 3-4 自戀型人格障礙的診斷基準

的名作。麥克・道格拉斯（Michael Douglas）飾演的主角丹有個溫暖的家庭，事業一帆風順，但在妻子不在時，抱著一夜風流的心情，與葛倫・克蘿絲（Glenn Close）飾演的名叫亞利絲的女性發生婚外情。不過亞利絲並不打算終結於一夜風流，於是發展成「致命的吸引力」。

在亞利絲家度過一夜的丹，第二天早上喜孜孜地要離開，看到他這種態度，亞利絲勃然大怒，對丹口出惡言、拳打腳踢。當然，丹也對亞利絲很生氣，不過最後仍出言安撫，希望不要留下後遺症，好聚好散。最後亞利絲流淚反省，握手言和，結果她雙手手腕卻鮮血淋漓，丹大為驚恐，原來她竟以割腕的方式留住丹。之後亞利絲成為跟蹤狂，不斷做出各種難以想像的騷擾行為，這個部分就待大家自行觀賞電影。

邊緣型人格障礙的診斷基準列於表3-5，其中最大的特徵就是「被拋棄的不安」。情人也好、朋友也好，他們有強烈依賴他人的傾向，只要和對方的關係有一絲不安，就會不顧一切做出激烈的舉動。

此外，會極端把不是很熟的對象理想化，突然拉近距離，將之宣稱為「永遠的情人」、「知心密友」等等。當對方驚訝、退縮或拒絕時，就會勃然大怒、詆毀對方、言行粗暴。邊緣型人格障礙的激烈憤怒、衝動性與病態人格的特徵類似，就連容易陷入不顧後果的危人際關係、自我形象、感情等不安定性及顯著衝動性的廣泛模式，在剛成年時就有種種跡象顯示。呈現下列當中五種（或以上）的狀態。

1. 現實或想像中，不顧一切努力避免被拋棄。
2. 特徵是在理想化與詆毀的兩極端擺盪，呈現不安定又激烈的人際關係模式。
3. 同一性的混亂：顯著且持續不安定的自我形象或自我意識。
4. 可能傷害自己的衝動性，至少跨兩個領域（如：浪費、性行為、物質濫用、危險駕駛、過食）。
5. 反覆自殺或經常流露要自殺的樣子、威脅或自傷行為。
6. 因明顯的情緒反應造成的感情不安定（如：通常持續兩到三小時，鮮少持續兩到三天以上的間歇性強烈情緒低潮、焦慮或不安）。
7. 慢性空虛感。
8. 不適切的激烈憤怒，或難以抑制憤怒（如：經常神經質暴怒、總是在生氣、反覆主動挑起激烈打鬥）。
9. 暫時性的壓力關聯性妄想或嚴重的離解症狀。

引用出處：American Psychiatric Association （2013 高橋、大野監譯 2014）

表 3-5 邊緣型人格障礙的診斷基準

險生活這一點也很相似，在試圖操控他人的傾向也有共通點。不過，和運用巧妙溝通能力的病態人格不同，邊緣型人格障礙會藉由裝出要自殺的樣子、實施自傷行為，或以威脅或憤怒將對方捲入其中，加以操控。

和自戀型人格障礙相同，他們在內心深處有難以拯救的虛無感，受強烈自卑感折磨，也就是「困擾對方而自己也煩惱」的類型。另外，前述的這幾種類型女性的比例較高，這點也與病態人格相當不同。

第4章

爲什麼會變成病態人格？

——病態人格的遺傳與環境

遺傳與環境

病態人格具備形形色色的特徵，比較像是一種症候群。在各種特徵的排列組合下，會出現多種類型及亞型。那麼，人是怎麼變成病態人格？其原因究竟有哪些？

佛洛伊德學派怎麼看？

病態人格的核心特徵就是欠缺良心，那麼以良心（超我）展開理論的佛洛伊德學說，又是如何說明病態人格呢？其實佛洛伊德本人在病態人格一詞誕生之前就離世了，並沒有留下任何關於病態人格的論述。不過屬於佛洛伊德學派的精神分析學領域，於佛洛伊德之後，有各種研究者針對病態人格進行論述。早些時期關於病態人格的理論幾乎都來自佛洛伊德學派。佛洛伊德學派的論述中心，是出自被壓抑的昔日創傷或幼年期與父母的關係。

像犯罪型病態人格這樣能毫不在乎地做出可怕行為的人，自然會讓人聯想到他們是否在童年時經歷過巨大創傷。但就算是過去的創傷引起這些問題行為，會演變為以病態人格、精神官能症、憂鬱症等形態出現的理論，並沒有其他相關說法。有時在精神分析學中，這種「童年創傷說」就像金太郎糖★一樣，無論是什麼障礙，都會把「犯人」歸為過去的創傷。此外，這個論點最大的疑慮在於缺乏實證研究的支持，簡而言之就是沒有證據。以常被視為幼少期創傷代表的「兒童虐待」為例，幾乎沒有任何證據顯示它會變成病態人格的原因。

英國心理學家馬歇爾（Lisa Marshall）和寇克（David Cokke）對病態人格與非病態人格的男性，進行了關於受虐經驗的調查。統計上，兩組並無顯著的差異，許多其他類似的研究也得到同樣的結果。

依附理論

繼承佛洛伊德派血脈的英國發展心理學家鮑比（John Bowlby）主張，嬰兒期缺乏對重要之人（如母親等）的依附（attachment），會成為長大後脫序行為的重大原因。這個理論

★是日本江戶時代流行的糖果。將各種顏色的糖組合成一條後，再橫向切成粒。不論怎麼切，每個斷面都一模一樣，全是金太郎的頭像。

也將問題歸因於過去的創傷或親子關係，自然是承襲佛洛伊德派，只不過將焦點更具體地放在依附的喪失與母性的剝奪。而且不限於病態人格，對於各種問題的說明都是「金太郎糖式」的部分也相同，沒有數據佐證。布萊爾批判依附理論，質疑他們是否倒果為因。也就是並非無法形成依附而成為病態人格，而是生來具備病態人格的素質，才無法形成依附。

由美國病態人格研究者共同撰寫，並於二〇〇六年出版的《精神病態人格手冊》（*Handbook of Psychopathy*）的日譯本一共有九百四十八頁（不知道為什麼如此厚重的巨著卻叫做《手冊》，這不是能輕鬆拿在手裡的書），提及佛洛伊德理論和依附理論的，只有在「其他理論」章節中的兩頁。病態人格原因論幾乎都用神經學方面的解說，光是相關部分就有六章。

日本犯罪心理學會創立五十週年紀念，於二〇一六年發行的《犯罪心理學事典》，針對病態人格的原因，有以下記載：

他們由於缺乏**口腔期**的課題——**基本信賴**，對人的依附有根源上的不足，因此依存於相當原始的**防衛機制**上。（中略）**防衛機制**中，應該特別注意的是行動化，這是定義病態人格的基準。無法忍受糾結的過程，想要從不安的情緒中解放，於是迅速付諸行動。

粗體字是精神分析學用語，全都是根據精神分析理論撰寫而成。這裡的口腔期是指嬰兒期，被認為是透過哺乳來獲得和母親間的依附，以及對全人類的基本信任感的時期。防衛機制是指為了保護自己遠離不安，屬於下意識的心理作用。這個說明解釋了病態人格是由於不安或糾結導致行動的出現。這些記述有部分符合類病態人格的「續發性病態人格」，不過，真正的病態人格的特徵之一就是**不會感到不安**，所以這是一個很大的偏誤。

在日本，不論精神分析學還是依附理論，現在依舊大受歡迎。不過「依附」（在這裡我也稍稍使用了心理學專業術語）於過去，對日新月異的最新研究視而不見，那知識與研究方法就毫無發展性可言了。我們會在發生重大且難以理解的案件時，思考犯人的過去到底哪裡出了問題，這是相當自然的。因為即使是與心理學或精神分析學無關的人，也會在不知不覺中，被長期且傳統的佛洛伊德式思維滲透的關係。

與生俱來還是後天造就？

為了探究病態人格的原因，研究者每天試著從各種不同角度切入。測量在各種情況下的生理反應，或觀察他們對人質課題的反應也是其中之一。觀察腦部影像等神經科學也很盛行，還有藉由雙胞胎研究與養子研究，來分辨遺傳要素與環境要素的判定係數★高低。

隨著這類研究增加，證據不斷累積，出現了我們不管願不願意都必須正視的事實——病態人格是一種腦部功能障礙，而且必須正視遺傳影響的程度。第三章談到的美國神經學學者法隆說：「所謂行為的主導者不是環境，而是遺傳的力量。近年來，認為我們必須將這個事實放在心上的意見逐漸增多。」

精神分析將重點置於「過去的經驗」這種環境影響上，但褪去這種精神分析後，聳立於我們眼前的那「不願面對的真相」，或許是一種殘酷的、我們根本難以接受的事實。這種受遺傳左右的主張，不正透出一股不愉快且危險的氣息嗎？當我們聽見遺傳兩個字時，會立刻想到決定論。若得知大多來自遺傳的影響，就會悲觀地認為「既然取決於先天，就無計可施了」，或出現「靠個人努力也無法改變，只有放棄一途」等。話雖如此，若從決定論的觀點來看，之前提到的精神分析亦如是。其主張過去的創傷會決定之後的行為，這不也是另一種「決定」的狀態嗎？

不過，現代行為遺傳學的想法並未認定遺傳會決定我們的一切行為。其實遺傳的影響比我們認為的更有彈性，常常左右於環境，產生變化。病態人格的確受遺傳影響，但要出現症狀，環境要素也很重要，這才是目前研究者們的主流看法。既不會光憑生物學因素就

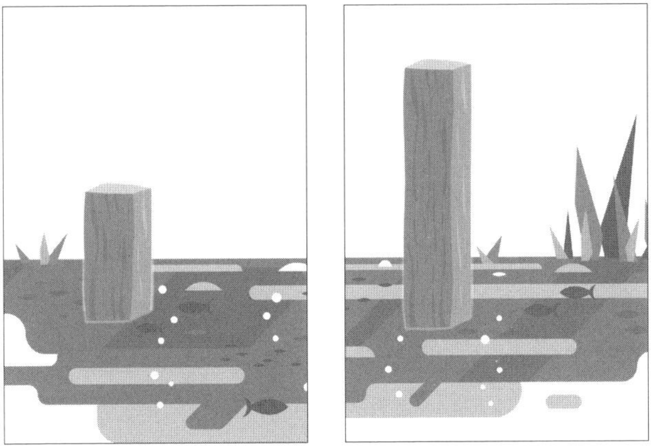

A　　B

圖 4-1 木樁與水位

成為病態人格，也不是只有環境因素就會促使病態人格誕生。

有關遺傳與環境的關聯，在此舉一例說明。請看圖 4-1。水池裡立著一根木樁，這根木樁代表與病態人格有關的遺傳性或生物學上的異常，而池裡的水是周遭的環境。

池中滿水時，一般是看不見木樁的。也就是說，如滿滿的水般，周遭環境有充足的愛、教育、社會福利時，病態人格的特性不會表現出來（A）。不過在愛或教育環境枯竭，或環境中沒有理想的刺激時，水源乾涸後，木樁就會外露。病態人格特

★英文為 coefficient of determination。如迴歸模型會利用判定係數表達模型解釋能力的高低。若判定係數愈高，顯示自變數對應變數的解釋能力愈佳。

性就此現身（B）。這個看法是，「天生生物學上的脆弱性，在遇到環境壓力時，容易衍生出問題而外顯。」心理學將其稱為「素質－壓力模型」。另一方面，如果一開始木樁就不存在，不管水位如何下降，都不會出現病態人格特性。簡單總結，並非「先天還是後天」，而是「兩者缺一不可」。我們先記著這個概念，看看可能是病態人格原因的生物學要素，再觀察與生物學要素相互影響的環境要素，才是謹慎的判斷方式。

病態人格的生理反應

病態人格身上能看到一些具特徵的生理反應，在此先介紹相關研究。最早著眼於病態人格生理性異常的是李肯（David Lykken）。他利用問卷調查法和生理學指標，實證病態人格對恐懼及不安等情感相較一般人更低，並主張這些因素大大影響了他們的行為。現代病態人格研究權威克里斯多夫．派翠克（Christopher Patrick），給因性犯罪而監禁於司法治療機構的犯人（包含病態人格與非病態人格）看各式各樣的圖片，比較其生理反應。內容包括「食物」、「運動」、「孩童」等描繪平穩狀況的圖片，和「砍斷手腳」、「對著人的槍」、「蛇」等具威脅性的圖片。

結果發現，這兩種人對威脅性刺激的生理反應有相當大的差別，特別是眨眼的次數。通常人在看到威脅性事物時，眨眼的次數會增多，這一點連非病態人格的性侵犯也相同。但病態人格的性侵犯卻沒有這種變化，他們眼睛眨也不眨，冷靜地凝視著被砍斷的手腳或槍枝。

使用賭博課題也能找出病態人格的特徵。傅利曼（Cary Frydman）等學者，觀察了帶有病態人格特徵的人在賭博上的行為，發現他們在對自己有利的狀況下，會選擇風險較高的選項，結果能夠得到高額報酬。也就是說，原本就不會對風險感到任何不安的，才是病態人格。

我的研究室曾進行一項實驗，以有病態人格**傾向**與普通的大學生為對象，比較他們在平靜時和面對高風險的賭博課題時的生理反應（心跳、皮膚電阻反應）。不過，不論在哪一種狀況下，都沒有顯著的差異。實驗中所謂的病態人格傾向，是指行為和情感特徵**類似**病態人格，但偏差程度不及真正的病態人格。從這個結果可得知，生理反應的異常正是區分病態人格的重要指標。

軀體標記假說

葡萄牙出身的神經科學家達馬吉歐（Antonio Damasio），將影響我們判斷、思考的生理反應稱為「軀體信號」（生理上的信號），並強調要做出正確的決策，不僅需要冷靜的思考，情感和隨之而來的生理反應也會帶來重要影響。

在他之前，情感被認為是阻撓正確判斷的存在。不過，研究逐漸發現，在對事物下判斷時，情感其實扮演了重要的角色。在關於良心源頭的部分也提過，孩童學習善惡，發展出良心的過程，能用恐懼制約來說明（巴夫洛夫的狗）。做了壞事被父母斥責處罰，心生恐懼後，「壞事」與「恐懼感」就有了制約關係。從此「恐懼感」就會對「壞事」發生遏止作用。

此外，恐懼感也跟心搏和呼吸加快、發汗、肌肉收縮等生理反應連結，因此，光是預測會受罰，就會產生這些生理反應，從而成為「危險信號」、「軀體標記」等抑制行為。這種情感上、生理上的煞車，在善惡判斷和決策正確行為之際非常重要。

我們之所以不做壞事，除了基於「這是壞事所以不做」的理性選擇，同時也是「感受不好所以不做」、「情緒上厭惡所以不做」的情感選擇結果。欠缺這種情感與生理反應的病態人格，正如字面「什麼都不怕」，任何事都做得出來。換一個角度來看，也能說是「不怕受罰」、「懲罰無效」。死刑存續派主張死刑具有遏止殘暴犯罪的效果。不過，對於最想產生效果的犯罪型病態人格，卻沒有抑制作用。

病態人格的同理心

病態人格的一項極大特徵，就是欠缺同理心，在前面已反覆敘述多次，接下來介紹一些佐證的研究資料。布萊爾等專家給在監獄及司法精神病院中的病態人格與一般男性看各式各樣的照片，包含眾多哭泣的大人、小孩的臉部特寫。結果與前面提到的實驗類似，病態人格的皮膚電阻反應幾乎沒有變化。因此布萊爾主張，病態人格不但對他人表現出的恐懼表情無動於衷，連表情本身的意涵都無法充分識別。

普法比岡（Daniela Pfabigan）給病態人格觀看其他人經歷痛苦的影片，並用問卷調查其感受。雖然他們在問卷上圈選了同感，但在觀看影片時的生理反應（皮膚電阻反應）卻毫無變化，也就是說，他們**只是假裝感同身受**，內心卻聞風不動。

不僅是悲傷的表情，他們對憤怒表情的反應也顯示異常。人如果知道對方在生氣，自然會採取「迴避反應」。如果與自己無關，應該會選擇離去；如果與自己有關，就會暫時中止對話，藉由緩衝來拉開距離。相反地，病態人格會縮短距離，涉入更深。在荷蘭馮波里斯（Anna von Borries）的實驗中，銀幕上播放各種人物的臉孔，能利用搖桿操作，將臉放大、縮小。在出現憤怒臉孔時，普通男性傾向把畫像縮小，出現笑臉時則放大；病態人格的反應則沒有差異。

人原本就有「想避免看見別人痛苦」的心情，或遇到對方發怒時，想迴避的傾向。這是因為我們內部有「暴力抑制裝置」。人藉由內建抑制暴力的系統，出現利他行為，也會萌生追求和平或安全的心情。雖然帶來戰爭及犯罪等「增加他人苦痛」的行為也是人類，但卻不會永無節制、毫不留情地執行這些行為。

布萊爾主張，這種暴力抑制裝置首先會在讀取他人表情等痛苦線索中活化，這些生理反應（身體畏縮、心搏上升等）、情感（罪惡感、同感、後悔、恐懼）或注意力提高（愈加注意對方的表情或周圍狀況）等一連串的反應會自動發生。但病態人格原本就無法分辨其他人的表情，即使看到恐懼或痛苦的扭曲臉孔，也無法從中讀取那些情感，所以自己的情感不會被牽動，而沒有同理心就是這樣的狀況。

病態人格的注意力

我們在採取某種行動時，會同時進行非常繁複的資訊處理。想像一下，在咖啡店邊喝咖啡邊和朋友對話的情況，乍見是放鬆的場景，這時我們不只在聽對方說話，也下意識地注意對方的聲調和表情。雖然對話內容很愉悅，但聲調卻不開朗，我們就會思考「他是不是哪裡不舒服」，或是「我是不是說錯了什麼」。不只是對方的狀況，即使沒有意識到，我們也會持續注意周遭。比如突然聽到身後的巨大聲響，馬上就會回頭；下起雨來，也會發現雨滴敲打窗戶的聲音吧。

但過度將注意力分散到周遭事物上，可能會被眼前的人抱怨，誤以為沒有在聽對方說話，所以適當地分配注意力很重要。想像把焦點放在對方身上，對周遭的注意力則處於怠速狀態。如果是更複雜的行為，就需要更高度的資訊處理。訂定計畫、監測是否依序實行、使出萬全的注意力完成每一個行動，有時還必須隨機應變。

為了調查病態人格的注意力特徵，朱泰（Jeffrey Jutai）與海爾以受刑人為對象進行了實驗。在受刑人玩電動時，研究人員一邊撥放刺耳的嗶嗶聲（妨礙刺激），趁這時測量心搏與皮膚的電阻反應。結果顯示，病態人格完全不會受到嗶嗶聲的干擾，仍平穩地繼續玩電動。關於皮膚的電阻反應也很微弱，不管測試再多次都沒有變化。而非病態人格就容易受聲音干擾，生理反應也很強。但隨著反覆測試，反應逐漸變小，漸漸能夠無視干擾音。

由此可知，病態人格有一種「能力」，能高度集中注意力於正在進行或關注的事，並有效忽略其他擾人的刺激。這一點雖有可能帶來高效率的執行力，也可能招致毀滅。病態人格過度追求一己利益，無視他人利益或情感的傾向，與這種注意力極端集中有關。

理論模型推測

以上的研究結果能推論出什麼呢？

第一、不安或恐懼這些情緒反應明顯微弱。即使面對外部刺激（「截斷手腳」、「哭泣的孩子」等），應該要有情緒反應的時候，病態人格仍不為所動。即使有情感資訊的輸入，他們大腦迴路的某處可能無法認知資訊。

第二、缺乏同理心。無法從對方的表情、行為讀取對方的心境，並做出適當的反應。一般人看到哭泣的孩子會同情、看到有人生氣會迴避，病態人格在這種情感與行為上的迴路有問題，暴力抑制裝置無效。

第三、注意力、判斷力等高級功能的障礙。一般人在高速公路上邊開車邊打電話時，注意力的幅度會變窄，病態人格因為某種障礙，導致經常處於這種狀況。

布萊爾為了說明這些病態人格的障礙，整理出理論模型，包括以下三個假設：

①恐懼功能不全模型——著眼於情感上的缺陷
②暴力抑制裝置模型——著眼於同理心的缺乏
③反應調節模型——著眼於注意力的缺陷

這些理論各有不同，沒有正確與否，視上述病態人格的病理中，最想著眼於何處。

病態人格的大腦

依據各種理論，我們了解病態人格的「障礙」與「缺陷」，歸納起來，自然能推測其根源出自大腦。隨著科技進步，醫學研究不斷蒐集到愈來愈多證據，絕大多數是正子掃描（PET scan）、功能性磁振造影（fMRI）、單光子電腦斷層掃描（SPECT）等檢測出的腦構造及功能資訊。

這些研究中，反覆觀察到異常的有前額葉皮質、顳葉、大腦邊緣系統（杏仁核、海馬迴）、胼胝體等（圖4-2，一二〇頁）。

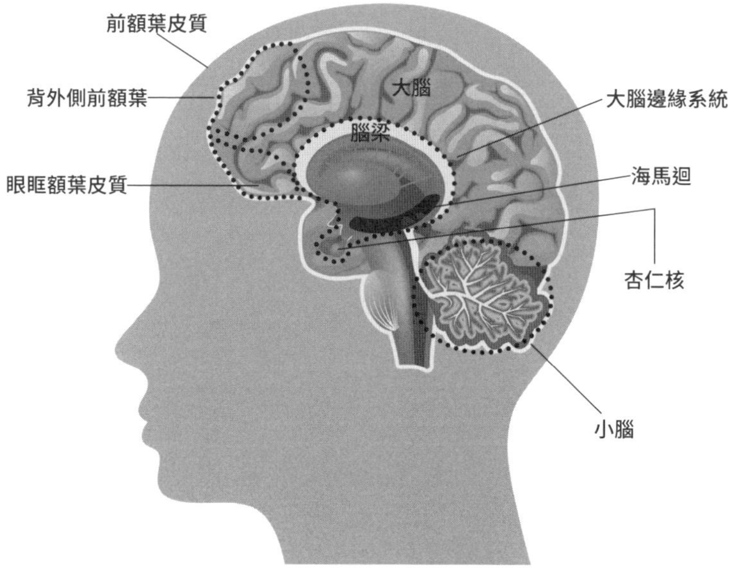

圖 4-2 大腦區域範圍

杏仁核的功用

病態人格的大腦研究，最受矚目的是杏仁核。布萊爾表示，杏仁核功能不全是病態人格的病態核心。杏仁核位於大腦邊緣系統（這裡又被稱為情緒腦），是一個杏仁狀的構造，左右成對，功能是調節情緒與欲望。

神經犯罪學的第一把交椅艾德里安．雷恩（Adrian Raine）指出，不限於病態人格，暴力性罪犯的正子掃描顯示，其杏仁核體積相較正常組別約小百分之十八。此外病態人格出現杏仁核功能的非對稱性。前面舉出，病態人格的感情因子是缺乏不安、恐懼感、同理心、良心，具有冷酷性、殘虐性及屬於行為因子的衝動性。這些全都可能來自杏仁核的功能不全。

另外，我們接收周遭環境的刺激，傳導到腦神經時，會在中間經過杏仁核，連接到自律神經反應（心搏、呼吸、發汗等）。當我們看到、聽到一些什麼，那個資訊會由杏仁核塗上情感的顏色，引發生理反應。病態人格則因杏仁核異常，這種迴路無法正常發揮作用。不僅如此，杏仁核和它旁邊叫做海馬迴的組織，與我們的記憶有密切的關係。病態人格在記憶方面沒有突出的障礙，不過，正如前面多次提過，他們有恐懼制約條件不成立的問題。

制約與記憶類似。孩提時代的斥責或管教，會以「不可以做的事」的記憶形式，積存在杏仁核或海馬迴中，促進社會化，而這個部分發生異常的病態人格，無法正確完成此程序。

腦袋被鐵棒貫穿的人：蓋吉事件

費尼斯・蓋吉（Phineas Gage）在鐵路公司工作，為人善良、工作認真、愛家顧家。他嚴謹的工作態度受到夥伴敬重，是大家信賴的對象。某天，當他試圖爆破妨害軌道的巨大岩石時，火藥意外爆炸，被炸飛的長金屬棒貫穿了他的頭部。每個人都以為他凶多吉少，他卻奇蹟似地活了下來。在發生意外後不到一個月內，就恢復到可以站立、走動。但幸運背後仍伴隨著暗影，他的個性變得和意外前大不相同，不僅暴躁易怒、行為衝動，還會用不堪的言詞辱罵夥伴，不負責任地棄工作不顧。之後，遭到解僱的蓋吉輾轉各地，在意外發生的十二年後，以三十六歲之齡結束了短暫的一生。

蓋吉腦部受損的部位從眼眶額葉皮質到背外側前額葉。這些部位正是病態人格大腦異常的地方，他成了一個「後天性病態人格」。這樣的例子雖然不多，卻不能說不可能發生。當然，我們必須嚴格戒慎僅根據少數事例就輕易導出結論，不過，這些事例仍對後續病態人格大腦研究深具啟發。

病態人格的「冷靜腦」與「溫情腦」

如我們從蓋吉的案例所得知，病態人格大腦的重要領域，是位於腦最前端叫做前額葉皮質的地方（見圖4-2，一二〇頁）。這裡和杏仁核的功能完全不同。相對於杏仁核所屬的大腦邊緣系統被稱為「情緒腦」，這裡是「理智腦」，掌管我們的思考、判斷、理智等，是腦的高級功能。

如果將前額葉皮質分為上部（背外側前額葉）與下部（眼眶額葉皮質、腹內側前額葉皮質），上部是與冷靜思考或判斷有關的「冷靜腦」；下部則是與情感、倫理有關的「溫情腦」，正常狀況下兩者應維持平衡，一旦失衡，社會生活及人際關係就會發生各式各樣的問題。例如，只有「冷靜腦」發揮功效時，儘管能擁有冷靜的判斷力及優秀的執行力，卻可能被評為缺乏感情的冷血人物。若只有「溫情腦」發揮良好作用，情感面富有同理心，卻易被感情左右，成為工作及處事上沒有效率的人。

法隆分析各式各樣暴力性殺人者的腦部影像，陳述衝動性殺人者除了杏仁核功能異常外，多半有「冷靜腦」功能低下的現象。他們屬於無法控制情感、衝動、難以冷靜判斷事物的類型。這些人在爭執中會情緒激動、不顧後果地把對方殺死，但幾乎都不是病態人格。由於「溫情腦」沒有失靈，事後多會懊悔自己衝動的行為，也有反省能力。

病態人格的大腦則有異於此。他們的杏仁核雖也異常，但「冷靜腦」仍正常運作，而「溫情腦」則功能低下。他們面對外界刺激，會猛踩來自杏仁核的衝動油門，在缺乏不安與恐懼的煞車，加上失去倫理或同理心等「溫情腦」的制止，造成一味滿足一己欲求而壓榨他人，施加暴力的犯罪型病態人格。冷靜進行計畫、犯下殘酷罪行，之後也不會反省。

具有這種腦部異常模式的只有病態人格，非病態人格的犯罪者或其他障礙的人，則沒有相同的現象。

神經傳導物質的異常

病態人格的腦部異常，不只這些在腦部各領域的異常，還有腦內資訊傳達的異常。

腦內負責傳導資訊的是神經元（neuron），神經元間有突觸連結，突觸並不是讓神經元彼此像手牽手般連在一起，而是中間存在小小的間隙，叫做突觸間隙（圖4-3）。神經元內的資訊傳導仰賴電子信號，不過電子信號無法跨越突觸間隙，因此突觸末端會釋放化學物質，在這裡是由這種物質進行化學性資訊傳導。這種化學物質叫做神經傳導物質。

代表性的神經傳導物質為多巴胺，是一種和快感有關的物質。當有人誇獎我們或收到禮物時，會化為電子信號在神經元內傳導，突觸末端就會分泌多巴胺，讓我們產生快感。或許可以這樣說：你並不是因為發生開心的事而感到喜悅，而是發生開心的事，導致多巴胺分泌，再主觀地將它當作喜悅的體驗。

據觀察，病態人格的大腦有多巴胺分泌過剩的情形。瑞典哥德堡大學的瑟德斯特倫

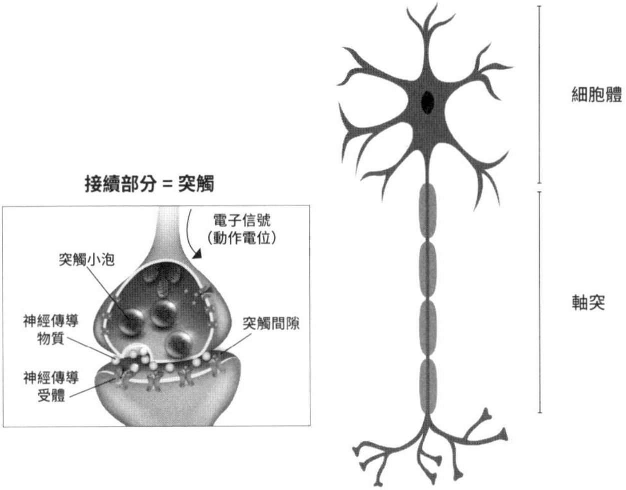

圖 4-3 神經元與突觸

（Henrik Soderstrom）發現，病態人格罪犯的腦脊髓液中，屬於一種多巴胺代謝物的高香草酸（HVA）數值較高，並主張這與粗暴行為有關。此外，讓病態人格過度追求愉悅與刺激、衝動性使用藥物以及性放縱的，都和多巴胺過剩有關。

更值得矚目的是，以突觸調節神經傳導物質的腦內機制。腦中分泌神經傳導物質後，會將其回收（重新使用）或分解，因此讓作用停止也很重要。如果一直任由它分泌，由於多巴胺而維持興奮的狀態會宛如一直開著的開關，多巴胺總有一天會枯竭。

為了避免這種結果，回收、分解等

「關上電源」的程序相當重要。我們的主觀體驗也是，就算發生開心的事，沉浸於狂喜中，那種感情也不會無窮無盡地持續下去，會慢慢淡化沉靜。這是因為突觸會回收、分解多巴胺。不過病態人格的大腦，在此也有異常現象。關於這一點，研究最有成果的，就是稱為血清素的神經傳導物質。

血清素與「戰士基因」

血清素的效用與調節感情有關。突觸的血清素量過少，被認為是憂鬱症的病因之一。代表性的抗憂鬱藥劑被稱為「選擇性血清素再回收抑制劑」，藉由阻止釋放出的血清素被回收到突觸裡，幫助調節情緒。

我們已得知病態人格體內分解血清素的酵素出現異常。分解血清素的酵素叫單胺氧化酶（MAO），單胺類是血清素、多巴胺等的總稱。單胺氧化酶有A和B兩種，A主要負責調節血清素、B則負責調節多巴胺。另外，製造單胺氧化酶A（MAOA）的基因，也有短型（S）和長型（L）兩種。卡斯比（Avshalom Caspi）和墨菲特（Terrie Moffitt）發現了MAOA-L與攻擊性的關聯。擁有這種基因的人為少數，他們的攻擊性特別明顯，被稱為「戰士基因」。

為何 MAOA-L 會造成攻擊性呢？原本這種基因會抑制分解血清素的酵素之分泌。這表示釋出的血清素沒有被分解，會繼續留存於突觸間隙。既然如此，理論上應該會促進情緒調節，抑制憤怒及攻擊性。不過，大腦並非如此單純，就像多巴胺過剩會引起問題一樣，血清素過剩也會帶來嚴重的問題。

有機體具備持恆作用，也就是維持恆定性的基本作用。法隆主張，在這種情況下也是如此。由於產生持恆作用，為了減輕過剩血清素對有機體的影響，腦中受體的數量會減少。也就是說，腦會變得對血清素無感。

這是由於基因引起的腦部變化，加上血清素是發育最初期就開始分泌的神經傳導物質，導致這種腦部變化會發生在幼兒時期。天生擁有這種基因的孩子，從幼時到成人，都有血清素過剩的問題，血清素受體也就一直處於減少後的狀態。法隆形容這種狀態是「即使釋放出大量的血清素……腦也已經聽不進去了」。也就是腦部平息怒氣的機制發生了永久性的變化，而壓不下去的怒火造成攻擊性的出現。

已驗明「正身」，與病態人格有關的基因，目前仍只有這一種。但並不是這種基因單獨製造出病態人格。單一基因對應單一特徵這種「一對一對應」的例子極端罕見，還必須考量與其他基因的相互作用、其他先天性及後天性的特質、與環境要素的相互作用。關於腦功能與人格特徵的關聯，不可尋求絕對單純的答案。絕對單純的答案，幾乎可說一定是錯的。

雙胞胎研究

以雙胞胎為對象的研究，能夠推算出在某個問題上，遺傳要素和環境要素分別影響到什麼程度、比例如何，提供珍貴的資料。

雙胞胎分為同卵和異卵。前者來自同一顆卵，遺傳上完全相同，像是自然產生的複製人。異卵則是一般兄弟姊妹，有百分之五十的基因相同。比較同卵與異卵雙胞胎的病態人格一致率時，如果前者能達到百分之百，後者是百分之五十的話，就能推論病態人格幾乎全部來自遺傳影響。

最早的雙胞胎研究之一，是一九六〇年代高茲曼（Irving Gottesman）在明尼蘇達進行的研究，同卵的一致率是百分之五十七，異卵則是百分之十八。洛林（John Loehlin）的研究參加人數最多，同卵的一致率是百分之五十二，異卵百分之十五。最近的研究是二〇〇三年，結果為同卵百分之四十二，異卵百分之十六。從這些數據看來，同卵雙胞胎的病態人格一致率都比異卵高出許多。同卵與異卵的差距如此之大，強烈說明了遺傳的影響力。

布洛尼根（Daniel Blonigen）回顧過去的雙胞胎研究，綜述病態人格的特徵，有相當的證據證明遺傳的力量，並表示幾乎能忽略共同環境的影響。雷恩利用複雜的統計模型，解析了遺傳與環境分別對反社會行為的影響程度。計算結果，遺傳占了〇・九六，數值相當驚人。這表示人類的反社會性差距，有百分之九十六能用遺傳來說明。相對的，共有環境的影響是零，非共有環境的影響是百分之四。在人的各種性質中，受遺傳影響深遠的只有身高。智商與成績是百分之六十到七十，內向外向則是百分之五十左右（也就是遺傳和環境各半）。

催化病態人格的環境

根據雙胞胎研究可知，我們的人格是生物學要素（遺傳）和環境要素相互作用的結果。遺傳上完全一致的同卵雙胞胎，病態人格的一致率也不是百分之百，遺傳無法決定一切。即使主張是生物學要素及環境要素的相互作用，產生的型態也是形形色色。前面說明了「戰士基因」造成「血清素無感症」的過程，這個過程光憑基因無法左右結果，環境要素也有很大的影響。

血清素的分泌是受到環境刺激。當發生讓心情波動的事（環境要素），為了調節情感，於是分泌血清素。在反覆之間，血清素過剩常態化，於是腦部產生變化。有時基因不過是張「設計圖」，至於會不會顯現、如何顯現，則受環境要素影響。影響的比例、大小不盡相同，就算帶著某種基因出生，也未必會顯現出來。就像播種後，受到水分及溫度影響，有時候不會發芽的道理一樣。除此之外，受後天環境的影響，基因本身或基因資訊也會產生變化，稱為「表觀遺傳」（epigenetics）。基因上應該為「複製人」的同卵雙胞胎之所以會出現差異，很大比例是出自這種表觀遺傳。

阻礙腦部發展的畸胎原

為何病態人格的大腦會出現各種異常？這些異常究竟為何？原因現在尚屬未知，唯一能掌握的方向是，和前述的「戰士基因」及「血清素無感症」有關。其他像是為何杏仁核體積較小、是否發生功能不全、為何會發生前額葉皮質的異常、造成這些現象的原因等等，這些問題尚未有明確答案。

但多數研究指出，如果母親在孕期攝取酒、菸、違法藥物等，會傷害胎兒正在發育的腦部，影響力之深遠超乎想像。懷孕中的母親只要每週飲酒一次，小孩的品行障礙風險就會倍增；懷孕中一天抽十根菸，小孩的品行障礙風險會增為四倍。雷恩將酒精和尼古丁稱為阻礙腦部正常發育的「畸胎原」。

另外還有懷孕中及周產期併發症等影響。也就是說，所謂的「環境」，重要的是在胎兒時期子宮內的環境，以及出生時的環境。

受虐兒一定會變壞？

法隆針對病態人格提出「三腳凳」之說。所謂的三腳指的是：

①眼眶額葉皮質與杏仁核功能異常
②數種基因的變異體（如：戰士基因）
③幼少期精神、身體、性方面的虐待

前兩點是生物學要素，他主張，再加上③的環境要素，病態人格這張凳子才會站穩地面。法隆本身之所以能止於「溫和型病態人格」，是因為少了環境要素。也就是說，他是環境影響「顯現模式」的一個例子。

關於環境對「戰士基因」的影響，卡斯比有著名的研究。研究蒐集 MAOA 基因長型與短型少年的被虐資料，結果發現，短型基因的少年不管再怎麼受虐，仍幾乎觀察不到攻擊性。與之對照的是長型基因，也就是「戰士基因」的孩子，被虐的經驗愈熾烈，攻擊性就愈顯著。而沒有被虐經驗的孩子，即使有「戰士基因」，攻擊性與沒有戰士基因的孩子幾乎毫無差異。

劍橋研究也針對病態人格的環境要素進行調查。這是以倫敦男孩為對象，為期四十年的長期追蹤。首先測量他們八歲時的各種環境要素，並於四十年後實施病態人格檢核，區分出病態人格與非病態人格，比較他們八歲時環境要素的差別。

結果兩組出現顯著的差異。從差異大到小依序是「父親對教育的缺席」、「身體上的忽視」、「父母是罪犯」、「家庭收入低」、「破碎家庭」、「兄弟姊妹的不良行為」等。其中「父親對教育的缺席」在兩組的比例上有六．五倍之差。

由此可知，變成病態人格和沒有變成病態人格的人，在生物學上當然有差距，但家庭環境也不容忽視。特別是父親長期不參與孩子的生活，有人會推論於缺乏身為男性楷模帶來的影響。此外，雙親或手足牽涉犯罪、不良行為等，也能視為遺傳上的影響。作為他們身邊的「環境」，不僅傳達了暴力、謊言、無責任感與衝動性等犯罪行為模式，更有高機率演變為虐待、忽視等侵犯孩子人格的危險因子。

自我意識真實存在嗎？

最後讓我們再次思考「病態人格是先天還是後天」這個命題。看了前述的研究，能了解這不是二選一的問題，而是兩者相互影響。話雖如此，我們應該要小心比例上的「先天」因素（生物學要素），因為它有研究實證。就像雙胞胎研究顯示的結果，雷恩斷言，作為暴力這張拼圖的其中一片，近數十年來，科學家重視社會與環境，但卻發現主犯在大腦。

我們還必須小心，生物學要素與環境要素未必能獨立看待，也有可能默默交錯。其中包括**自己選擇的**環境。例如交友圈、職場與閱讀偏好等，看似都取決於自己。但當我們受到朋友、職場、書籍的影響，有時候或許是本人的基因默默在引導這些所謂的偏好。

此外，遺傳性的病態人格傾向愈強，來自環境的影響就愈小。舉前面的例子來說，如果木樁實在太長，不管再怎麼增加水量，木樁的身影終究無法盡藏於水面下。

第5章

病態人格會痊癒嗎?

——病態人格的預防、治療與相處

暴力的歷史

美國心理學家史迪芬・平克（Steven Pinker）說，現代是人類誕生於世以來最和平的時代。不過，我們的感受並非如此。「世界末日鐘」在美國前總統川普任職期間推進，現在指向滅亡倒數兩分鐘。回顧過去，人類走過兩次世界大戰、原子彈轟炸廣島與長崎的二十世紀，戰爭的毀滅性增強到足以讓人類及地球滅亡無數次。正當大家帶著盼望和平的心揭開二十一世紀序幕的同時，美國就發生了九一一恐攻事件。之後「伊斯蘭國」誕生、中東及歐洲各地恐攻事件頻傳、北韓開發核武等，世界依舊包覆著仇恨。

不過，根據平克冷靜分析的結果，相較於現代，過去反而是暴力與殺人蔓延的「異國」。史前時代遺跡中，死於致命性暴力的人，最多將近百分之七十，平均也有百分之十五。進入使用文字，能留下文學作品的時代後，又能從中類推當時殘虐的樣貌。《伊里亞德》是荷馬承襲希臘神話撰寫的一大敘事詩。亞該亞軍隊統帥、傲慢且自我中心的阿加曼儂王，因為女性問題激怒了英雄阿基里斯，掀起了激烈戰鬥，連宙斯、阿波羅等眾神都被捲入，整篇充斥殺戮、爭奪與背叛，平克諷其為「大量殺人及性侵的故事」。

《舊約聖經》裡也記載了類似的故事。亞伯拉罕和以撒、因諾亞方舟聞名的大洪水、摩西的出埃及記、大衛王與所羅門王的榮華等。據說舊約聖經整體總共多達兩千萬人遭到殘殺。當然，這些都是故事，但我們依舊能從中推測當時對殺人或暴力的想法及態度。在當時，信仰及服從是無上的道德。在這個觀念下，人命形同紙屑。

即使到了現代，在某些部落中，因暴力死亡的比例仍非常高。在南美等狩獵採集的族群，平均總死亡人數的百分之十四死於戰鬥。從事原始農業的紐幾內亞或亞馬遜部族，比例則高達百分之二十五。據平克表示，中世紀基督教社會也是「殘虐文化」。獵巫與異端審判尤其殘暴，懲處方式也將施虐癖發揮到極致。火刑、死亡輪、五馬分屍、從直腸穿刺、破肚將腸子拉出捲起等，採用了犧牲者死前盡可能長久受苦的方法。這些犧牲者未必真的犯了罪，卻遭受酷刑。令人難以置信的是，當時行刑還被當成「大眾娛樂」，市民不僅樂於觀看，還一起毆打犧牲者或砍斷他們的手腳。現代如果發生受害者被行穿刺之刑、開腸破肚等事件，必定會引起天翻地覆的大騷動吧。

到了近代社會，情況有了很大的轉變，那就是死於暴力的人遞減。連自始至終都在宗教戰爭中、殺人最多的十七世紀，死於戰鬥及暴力的人也僅占全死亡人數的百分之二。到了二十世紀，包含世界大戰的死者，也只有百分之〇．七。到了二〇〇五年，據說僅占百分之〇．〇〇〇三。

在過去暴力屬於日常的時代，病態人格的存在想必沒有現代這麼引人矚目。他們甚至可能以勇敢、冷酷為武器，成為優秀的領袖或英雄。如此想來，病態人格在過去可能符合時代需求，能順利適應環境。綜觀人類歷史，由暴力支配的時代壓倒性地漫長。人類誕生後至今四百萬年，智慧人種克洛曼儂人誕生後過了二十萬年，也就是說，和平時代目前才持續了數百年。

人性本惡嗎？

人類歷史沾滿了殺戮和暴力的血，我們會不由得心情黯淡，覺得人性本惡嗎？其實，我們之所以隱約抱持著對病態人格的關注，說不定也是內心惡的種子，對過去跋扈稱霸的時代懷抱著鄉愁，而將自己無法實現的行為寄託於他們。的確，我們內在有惡的傾向是事實，但對暴力和殺害等行為有強烈的迴避感也是事實。平克研究：

・以第二次世界大戰退役軍人為對象的調查顯示，戰鬥中實際上開槍的只有百分之十五到二十五的士兵，有時還會刻意射不準。

・調查男性互鬥的研究顯示，即使面露兇光惡狠狠地互瞪、怒罵對方，幾乎沒有人會像電影般大打出手，基本上大家都會自制，大不了就是拉扯成一團而已。

從這些例子能推論，人類本能上嫌惡暴力，具備迴避暴力的能力，就是第四章的「暴力抑制裝置」。我們的祖先花費漫長歲月與惡抗爭，為了實現善不斷努力至今。除了惡的因子，人類也具備善的傾向。平克主張，「善良天使」的正身是同理心、自我控制力、道德、禁忌與理性。在「內在惡魔」與「善良天使」的抗爭中，曾經有過惡魔勝出，暴力蔓延的時代。但我們的祖先用了很長的時間，壓制「內在惡魔」，為了實現沒有暴力的和平社會，讓「善良天使」全體出動，不停地持續與暴力作戰至今。

而被稱為病態人格的那些人，完全缺乏「善良天使」。他們過去在名為暴力的森林之中並不醒目，有著比別人粗的樹幹、比別人茂盛的枝葉，毋寧說是英雄般的存在，屹立不搖。只不過在時代變化中，他們身旁的暴力樹木被砍伐後，便獨樹一幟地矗立在現代的平原上，被視為侵蝕社會的敵人。但變化的是其實是社會，他們一點都沒變。

我們看待事物的角度和思維會隨時代而變。過去的病態人格或許能適應暴力的環境，不過到了現代，他們成了從暴力支配的「異國」來的異邦人。在現代文明國家，絕對不容許有人為了一己利益使出暴力，踐踏他人人權。為了保護社會安全，這些行為可能是刑罰的對象，也可能是治療研究的對象。

病態人格可以治療嗎？

前幾章說明了病態人格犯罪者與成因，那麼，病態人格會痊癒嗎？我們不妨思考一下治療的可能性。

首先，專家一致的意見是「病態人格的治療極度困難」。有人斷言「不可能」，有人甚至沒將他們視為治療對象，全靠法律處理，也就是仰仗拘禁等刑罰。問題是，不能因為拘禁了就放心。正如前述，病態人格善於偽裝，在監獄裡很容易成為模範囚犯，有些人甚至能快速獲得假釋。因此，就算將之拘禁，依舊不該免除治療這個選項。這種情況下，主要以心理療法為主。

為何治療如此困難？第一個理由是，因為本人並不覺得困擾。簡而言之，他們並沒有想痊癒的念頭。前面介紹過，施耐德將人格分為「自己煩惱型」與「讓別人煩惱型」。病態人格無疑正是「讓別人煩惱型」的冠軍。

「自己煩惱型」包括抑鬱型、缺乏自信型等，他們受本身的人格困擾，希望能設法改善，因此自己會尋求治療及援助，也會遵守醫囑及服藥。相對的，病態人格非但自己不煩惱，還自信十足，覺得錯都在別人身上，根本不會尋求治療。就算參與治療，他們也很難配合療程。不過，當他們動了心機，打算假裝洗心革面以換取減刑或假釋時，表面會服從治療，當一個模範囚犯，以贏得假釋機會。

治療反而讓病態人格精於犯罪？

加拿大心理學家萊斯（Marnie Rice）與哈里斯（Grant Harris）為驗證病態人格的治療效果，以加拿大重刑犯拘留所醫院內的性侵犯為對象，實施了「治療性社區」（Therapeutic Community）的計畫，並在他們出獄後追蹤十年半，蒐集了再犯率資料。

治療性社區是一種用於治療犯人或藥癮者的常見方法，已有證據證明有助於降低再犯率、改善反社會性思考與行為。治療性社區是利用監獄或治療設施一隅，作為治療目的的共同生活場域。將生活中會遇到的所有情況，以對治療有益的角度重新檢視，期待在相互切磋琢磨中，克服個別的問題點。諸如清掃、洗衣等日常行為，也是為了培養親社會生活的一種治療。

成員的社會階級與恪守規則是很大的特徵。前輩成員擔任後進成員的典範，一邊給予指導一邊營運社區。一般認為，在這種場合中，治療性的氣氛及與夥伴的正向人際關係對治療有益。這個研究中實施的治療性社區，一個星期有多達八十小時的小組討論，大家會指出問題點互相探討。那麼，這次集中性治療的效果如何？結果相當驚人。非病態人格中，接受治療的一組，比沒有接受治療的一組再犯率低；但病態人格則是接受治療的組別，相較於沒有接受的那一組，殘暴犯罪的再犯率明顯上升（七十七％對五十五％）。比較再犯的人與沒有再犯的人在病態人格檢核表中的得分，前者約二十二分，後者約十六分，得分也有差別。

這個治療是為了讓犯人學習顧慮他人、同理心、情感理解與社會性技巧，可以推測由於這些學習發揮了作用，讓非病態人格的性侵犯抑制了再犯。但病態人格則是濫用學到的知識，將之運用於下次犯罪中，反倒使他們猜測別人的心境、操控別人的能力更上層樓。

最後，病態人格的治療不僅沒有效果，反而有害。

爲何治療沒有效果？

治療無效或造成反效果的案例不只這一個。但為何治療效果不如預期？推測理由如下：

①不適切的評鑑

許多研究並沒有經過嚴密的評估，萊斯等人的研究亦是如此。雖然活用了精神病態人格檢核表，但應該與本人面談再下診斷的部分，卻只參考了書面資料。加之原本應該基於評鑑結果找出問題點，以訂定治療計畫的步驟，卻沒有嚴格執行。這就像沒有經過ＣＴ檢查癌細胞的位置就去動手術。

②並非專為病態人格擬定的治療計畫

如前述，治療結果助長了病態人格的再犯率，傳授他們能用於犯罪的技巧。問題在於，這種治療計畫原是以全體罪犯為對象，並非針對病態人格所設計，這點影響相當大。

多數的治療計畫，意圖會放在訴求本人的同理心、良心、誘發他們適應社會的動機，藉此修正問題。但對於欠缺同理心與良心，也不想改善的病態人格而言，這樣的治療是無效的。

③認為強迫他們符合社會規範是徒勞

這點與②其實相互關聯。治療的最大目的是修正他們的思考及行為模式，使其符合社會規範，所以治療重點在於讓他們從認同暴力的反社會模式，轉換為遵守規範、尊重他人權利的親社會模式。不過，主觀認定自己沒錯的病態人格，被強硬灌輸這樣的想法後，只會反感抵抗而已。

④與治療者無法建立互信關係

治療中重要的是與治療者建立同盟的合作關係。治療者必須在增強本人動機的情況下，協助他們積極學習新的行為模式及社會技巧，這是治療成功的關鍵。但病態人格並非「自己煩惱型」，他們毫無改變行為的動機，也沒有足以和治療者締結同盟關係的感情基礎。甚至能說，與心理療法格格不入的才是病態人格。

有害的治療

如果無視病態人格的特徵就實行治療，不僅效果不彰，還會產生弊害。因此在治療之際，必須充分考量病態人格的特徵，開發與一般犯人不同的治療計畫，實驗性實施後，蒐集效果與弊害的資料，持續累積證據。目前，有人開發了病態人格治療原則與計畫，漸漸累積研究證據，這一點在後面會詳加介紹。遺憾的是，目前各地依舊廣泛實施著忽視證據的治療。

好比前面介紹的治療性社區的「失敗」與「弊害」，雖然許多相關論文已對專家鄭重發出警訊，但現在治療性社區依舊被應用在病態人格的治療上。事實上，並不是每一位專家都尊重證據，以之為依歸。在臨床心理學現場，常聽到「研究與臨床的落差」。即使有最新的研究證據，某些在現場進行臨床治療的專家，並沒有活用這些知識，其中不乏長達好幾年連一篇論文都沒閱讀的「專家」。

此外，日本的臨床心理學家還有一個特徵，就是「討厭證據」。他們抱持著「只要貼近對方，敞開心胸待之，對方也會改變」這種毫無根據的信念，覺得數據不過是沒有人性的數字。遇到病態人格，就算再怎麼貼近對方也是徒勞。但固執於那種信念的專家，會認為「我就辦得到」。這種過度相信自己的專家最危險，他們可能會被病態人格欺騙、操控，捲入對方的世界。

心理療法大致可分為三個流派。一、精神分析療法，二、人本主義療法，三、認知行為療法。

精神分析療法以佛洛伊德為始祖，立場是「讓對方自我察覺下意識的矛盾」，就能導向治療。不過病態人格的病因與下意識的矛盾幾乎無關，就算解決了矛盾，也沒有證據證明他們的行為會產生變化。人本主義療法主張，「為了活得像自己，人類生來就有自我實現的傾向」，當這個傾向遭到阻礙，就會發生問題。但我們要知道，讓病態人格更徹底地實現自我，後果沒人受得了。這種方法也沒有實質證據。而認知行為療法認為，引起問題的是本人扭曲的認知及不當的行為模式，應試圖修正。關於病態人格的治療，只有認知行為療法目前有證據。

海爾表示，精神分析療法和人本主義療法，都不適合病態人格，甚至可能導致惡化。

其實不只是病態人格，對於其他心理障礙的治療，現在幾乎只有認知行為療法有確切證據。

病態人格的治療證據

關於病態人格治療的效果，這裡以證據深入探討。要尋找治療效果的佐證，最值得信賴的資訊來源，就是後設分析（又稱元分析，meta-analysis）。這是一種文獻回顧法。先設定想尋找的主題，並於論文資料庫中徹底搜尋後，對這些論文的品質進行篩選、評估，最後將這些資料進行統計性整合，彙整成一份大規模的研究。

我們有時會在電視或雜誌上看到某些新穎的研究結果，經常以「顛覆常識的研究」下標，但不管那個研究結果發表在多有權威的學會或學術雜誌上，單憑一篇論文或資料就下結論是很危險的。只參考一篇論文容易造成「偏誤」。或許是樣本選擇不當，又或許是數據的誤差，偏誤可能會帶來無法預測的影響，因此，不同研究者進行相同的研究，卻得到完全相反的結果並不罕見。

目前後設分析是最能排除偏誤的一種方式，用它來尋找證據最合適。阿拉巴馬大學的薩列金（Randall Salekin），針對病態人格治療的論文進行後設分析，結果顯示，病態人格治療的平均成功率為百分之六十二，成功比例比以往認知的還要高。是以薩列金主張，過去廣泛抱持的「病態人格治療悲觀論」是沒有根據的。他還發現，如果在分析時加上各種限定要素，則能得到更高的治療成功率。這些限定要素可分為三部分。第一是治療切入方式的不同。在集結足夠樣本數的研究中，有顯著效果的只有認知行為療法。雖然精神分析療法及藥物療法也有正面效果，但都是出自個案或少數病例的研究，無法當作證據。而先前提過的治療性社區的成功率，僅有百分之二十五。

第二是治療方式的不同。在團體療法外加上個人療法、讓家人一起接受治療，或拉長治療時間的效果更大。例如實行治療超過一年以上，成功率可達百分之九十一。第三是治療對象的不同。相較於成人，以低年齡層的病態人格為對象，治療成績大幅提升，成功率高達百分之九十六。

根據後設分析的結果，病態人格的治療未必悲觀，特別是若能長期實施認知行為療法、在團體療法外增加個人療法，以及早期治療等，效果相當值得期待。萊斯等人發現，「病態人格治療悲觀論」可能受之前提到的治療反效果的影響而廣為流傳，但若以適當的方法實施治療，或許能得到一定程度的效果。過度相信治療悲觀論而不進行處置，害處反而更大。

話雖如此，薩列金的後設分析品質也並不完美，我們不能過度樂觀。特別是在研究方法論上的問題很大。當研究方法的品質低下時，產生偏誤的機會將會大增，在治療效果上有誤判的可能。因此，關於後設分析的結果，大家不妨謹慎看待，小心評估。而萊斯自己的研究結果雖然遭到批判，但他非常關注薩列金後設分析的方法論，也直言他樂觀的結論毫無根據，但並沒有否定治療的效果，僅敘述有效與否。至於能否有斷定性的結論，目前研究不充足，時期尚早。

犯罪治療的三原則

薩列金以後設分析的結果為基礎，提倡了提高病態人格治療效果的原則。病態人格治療的研究量仍不足，品質也不高。不過若不限於病態人格，以全體犯罪者為對象的治療研究，已累積了一定的數量，擁有確切的證據。

參考這個後設分析，能導出以犯人全體為對象的有效治療原則。當然，要將其應用於病態人格的治療時必須慎重，不過仍可得到某些提高治療有效性的線索。

加拿大犯罪心理學家邦塔（James Bonta）和安德魯斯（D.A. Andrews），根據多次的後設分析，提倡有效的犯罪治療三原則：

①對高風險犯罪者進行高強度治療（風險原則）

②治療應考量構成犯罪原因的需求（需求原則）

③使用適當的治療性介入（反應性原則）

風險原則是利用專門的評估工具，進行嚴密審查，依風險大小調整治療強度。病態人格無疑屬於最高風險，所以病態人格檢核表得分愈高的人，愈要實施強力的治療，這與薩列金提倡一年以上的長期治療一致。需求原則主張，實施治療時，應將目的聚焦於對方的問題性（治療需求）。因為這些需求是造成犯罪的原因，稱為「犯罪需求」。若能預測犯罪的原因，當然就能降低犯罪性。

目前用後設分析找出與犯罪相關的需求有七種：①反社會性交友、②反社會性認知與態度、③反社會人格、④教育、雇用上的問題、⑤家庭問題、⑥物質使用、⑦空閒時間的不當運用。

病態人格符合「反社會人格」，但不僅限於人格方面，他們也符合其他犯罪需求。反應性原則建議實施對方有「反應」、有證據的治療。依照薩列金的建言，就是認知行為療法。相對的，治療性社區或精神分析治療就違反這個原則。檢視證據後能發現，如果治療時全部遵守上述原則，再犯率可降低百分之三十，而一項都沒遵守的話，再犯率會小幅度升高，也就會造成反效果。

海爾的治療方針

海爾近年活用這些研究結果，開發了病態人格治療的方針與計畫。

如前述，病態人格需要適當的評估與量身打造的計畫。要增進治療效果，也必須遵守上述三原則。海爾等人的治療計畫則是這些見解下的產物。

他們並非將治療目標設在改善病態人格的人格問題，而是主張應讓他們的生活型態趨於親社會。也就是並非期待他們成為好人，反而是訂定更符合現實的目標，讓他們控制自己的行為，不要產生與社會摩擦的行動，望能降低他們的反社會性，抑制暴力與犯罪。

呼應風險原則，身為高風險犯罪者的病態人格，建議實施總計一百小時以上的治療，持續二十六週以上，每週兩次。需求原則方面，雖然應該把病態人格犯罪者欠缺同理心、冷酷等問題納入治療需求，將其人格整體視為治療目標，不過正如前述，或許應增強他們的行為控制力、修正暴力與犯罪藉口。治療時應避免觸發其犯罪誘因，防止他們學習再犯技巧。治療之際，不是告訴他們「是你不對，你必須改正」，而是藉由傳達「如果你繼續這種行為模式，會對你自己不利」等訊息，來激發治療動機。

反應性原則在治療中的切入點是，設定符合對方問題的具體治療目標，應將焦點放在對事物的看法，也就是認知，以及可視的行為變化，採用認知行為療法。另外，應注意治療者的專業性及實施治療的方法。治療者必須是熟知病態人格特徵、受過充分訓練的專家，不會輕易迎合、被操控和受騙是必要條件。

治療時不用懲罰、叱責的方式，盡可能強化正向的變化，遵守治療計畫不擅自更動，明確與對方的界線等。治療者也須成為富有魅力的典範，不獨自肩負重任，由多數治療者共同進行治療，持續聽取指導也很重要。但這個計畫才剛開發，尚未累積充分的研究證明，不過在初期研究中已得到不錯的結果，或許值得觀察。

病態人格如何預防？

相較於成人後才進行治療，不如在孩童時期，也就是病態人格特徵萌芽時就進行輔導的效果更佳。任何疾病都一樣，早期發現早期治療的效果最好。在薩列金的後設分析中已得知，比起成人，低年齡層的治療效果更顯著。無論有無進行病態人格的診斷，出現過脫序行為的少年，若能及早提供本書上述的三原則進行輔導教育，可望有良好的效果。

但比早期治療，更重要的是預防。在預防的前提下，需要配合的就不只是本人，有時是家庭，特別是父母的配合。關於早期預防，奧爾茲（David Olds）的「集中家庭訪問」研究相當有名。他把四百名第一次生產的孕婦，隨機分為有公衛護理師進行家訪和沒有家訪的兩組，比較孩子的脫序行為。家訪為懷孕期間九次、孩子出生後到兩歲之間約三次，以每週一次、每次一小時以上的頻率進行。在此期間，會針對嬰兒的照護、戒菸、戒酒等進行輔導。

結果顯示，有家訪的家庭，約百分之四的母親有虐待行為，而沒有家訪的家庭則是百分之十九。此外，有家訪組在飲酒、使用違法藥物與因犯罪被拘捕等項目較沒有家訪的那組更少。在十五年後的追蹤調查中，孩子遭拘捕的比例同樣是有家訪的家庭明顯較低。家訪對於未成年未婚先孕的貧窮家庭，效果特別顯著。

貧窮但未婚先孕的年輕父母，育兒知識與家庭支援較少，有時可能造成育兒方式不當。對這種高風險族群提供有力的指導，可望得到不錯的效果。最近還出現了「親職訓練」（parent training）的計畫。藉由教導父母育兒技巧，預防孩子產生問題行為。

從奧爾茲的研究能得知，病態人格及其暴力、犯罪等問題，不單是法律、道德或社會規範的問題，而是與癌症、生活習慣病等相同，會因生物學病因、環境病因而出現，可能是能預防、治療的「公眾衛生問題」。

如何與周遭的病態人格相處？

在薩列金的後設分析中，成功率最高的其實是藥物療法。不過有的是根據少數病例報告，有的是與認知行為療法併用，無法將效果單純歸納於藥物。雖然今後還需進一步研究，不過若能知道何種藥物值得期待，對病態人格的治療仍有幫助。目前常用的治療藥物是鋰鹽與抗憂鬱藥。有報告指出，鋰鹽能抑制病態人格的攻擊性與衝動性；另外，有能安定中樞內血清素濃度的「選擇性血清素回收抑制劑」（抗憂鬱劑）與部分抗癲癇藥，也有同樣的效果。

目前心理學界仍有部分人持續研究病態人格的治療。如前面所說，治療並非完全徒勞，我們或許能抱持一些希望。另一方面，病態人格約占人口的百分之一，日本有超過百萬的病態人格，他們無疑就在人們周遭、和人們一起工作、上學。他們大多不犯罪，但平時的言行舉止可能會令人不快，或有慣性說謊的癖好，對他人仍潛藏著一些危險。如果是犯人，至少能收容於監獄，或用法律手段將之列為治療對象，但若對方沒犯法，只要對方不主動接受諮詢，那麼便毫無機會能改善他們了。因此我們必須思考如何保護自己，才不受周遭病態人格的危害。

在生活中多數的情況是，我們不知道對方是病態人格，他們甚至自己也毫無自覺。因此我們必須充分理解本書第二章所說的病態人格特徵，有需要時才能辨識他們。

雖然一般人無法使用海爾的病態人格檢核表，不過有人開發了幾種類似的問卷。例如海爾的簡易版病態人格檢核表（表5-1，一五六頁），美國埃默里大學利廉菲爾德（Scott Lilienfeld）也開發了測定非病態人格犯罪者傾向的問卷。前面也介紹過，職場設計的職場掃描（Business Scan）工具，能用來預防有強烈病態人格傾向的人在公司內製造問題、引發騷擾等。

這裡需要強調，專家以外的人在使用這些工具時，必須格外謹慎，不能擅自以主觀「診斷」，輕易給他人貼標籤，更要注意不能因為有一、兩個特徵符合就妄下定論。正如先前一再提醒的，病態人格如同症候群，而非單一性。

病態人格這個用詞，在心理學、犯罪學、醫學領域是能當作研究對象的學術用語，不過常有人採取腥羶的角度使用它。在研究或臨床以外使用這些工具時，萬不可秉持著好玩

項目	相關因子
1. 表面魅力 2. 傲慢性 3. 虛偽性	人際關係因子
4. 欠缺後悔觀念 5. 欠缺同理心 6. 欠缺責任感	感情因子
7. 衝動性 8. 缺乏行為統合控制能力 9. 欠缺目標 10. 無責任感	生活型態因子
11. 少年脫序行為 12. 成人後的反社會行為	反社會性因子

引用出處：Cookeetal., 1999

表 5-1 簡易版病態人格檢核表概要

或做心理測驗的心態。在利用以上工具後，如果發現周遭有人具強烈病態人格的傾向，以下的相處方式應該會有助益。

1. 勿莽撞接近
2. 冷靜客觀地判斷對方的言詞，勿輕信
3. 需要見面時不要單獨前往，盡量找人陪同
4. 不談自己的私事
5. 用客觀證據判斷對方的經歷
6. 在組織或企業中，不要讓對方擔任能下重大決策的職位，也不要將他們分發到處理個人資訊或安全的部門

日常生活中的病態人格，原本就難以成為治療對象，因此我們必須將其視為一種個人特色。不帶偏見或歧視，在避免其害的情況下，找到適切的相處方式。

通往「自己」的旅程

在本章總結之際，有一件事一定要申明。本書中到這裡為止，提到病態人格時，一直

都用「他們」這個代名詞，而病態人格以外的人則用「我們」稱呼。這當中存在著理所當然的前提，就是病態人格和「我們」之間，彷彿隔著一道門檻，而病態人格是在門檻另一側的人。但病態人格至少占人口的百分之一，在「我們」當中也有病態人格。說誇張一點，說不定你我也是病態人格。

不論是我在監獄遇到的病態人格也好、引發各種驚悚案件的病態人格也好、活躍於各行各業的「病態人格成功人士」也好，他們應該作夢都沒想過自己會和這四個字畫上等號吧。

就和詹姆斯．法隆一樣，他本身就是每天接觸病態人格犯罪者的專家，卻完全沒發現自己就是病態人格，即使看到自己的腦部影像，也主觀認為「應該是哪裡搞錯了」。在踏上自我追尋的旅程後，才終於接受自己是「溫和型病態人格」。閱讀本書時，我們理解了病態人格不只存在於電影或新聞中，也知道病態人格的連續殺人狂或殘暴犯罪者其實是例外中的例外，多數的「溫和型病態人格」或「職場病態人格」過著與犯罪無緣的生活。人口當中的百分之一，這個比例絕對不低。因此，我們不能置身事外，試著走一趟通往自己心靈的旅程，也不一定是無益之舉。就像法隆，直到回顧自己過往的言行舉止，才自覺到溫和型病態人格也給周遭帶來不少困擾。

提到讓周遭困擾的例子，能舉出的有：抱怨狂、怪獸家長、酒後言行暴力、愛酒駕、逼車挑釁、在大眾運輸中使用暴力或干擾他人、職權騷擾、性騷擾、家暴、虐待孩子、校內或組織內霸凌、網路怒罵及中傷、散布仇恨言論、癡漢行為、偷拍、跟蹤狂等。如果在這裡看到了似曾相似的影子，最好靜下來深思自己有沒有病態傾向。

有人將這些行為歸類於「無情的言行」。無情指的是缺乏良心，幾乎感受不到他們對別人的體貼顧慮。體貼近似於同理心，找不到絲毫良心與同理心，就是病態人格最大的特徵。

如果我們能藉由回顧自己的言行，謙虛地走完這趟心靈旅程，進而發現問題，溫和型的人容易激發改善自己的動機，讓自己變得更好。只要那些原本是「讓別人煩惱型」的人稍微修正自己，社會就會比現在更和諧，在各種人際互動中，最終也會帶給本人幸福。

第6章

病態人格與我們的社會

——幾個仍待解決的問題

司法、道德、醫學的三難

在本書的最後一章，我要提出關於病態人格仍無法解決的幾個問題。犯罪型病態人格不但對人類是強烈的威脅，治療、應對與相處又困難，目前依舊存在許多無法解決的問題。這些問題有：一、病態人格的責任能力。二、如何對待超高風險的病態人格。三、由國家管理基因及育兒等激進預防手段的弊害。

以上每一點都會引起大爭議，無法立刻解決。不過，病態人格並不是只存在於虛構世界裡，他們與我們生活在一起，必須當作切身問題慎重思考。其實關於這些問題，我也無法給出明確答案，因此盼能用提問的方式，成為社會大眾討論的契機。

病態人格能分辨善惡嗎？

第一個問題是關於病態人格的責任能力。

病態人格有神經生理學方面的缺陷，如果具有受天生條件影響的事實，我們就無可避免會遇到這個問題——病態人格的刑事責任能力。事實上，有些研究者對於追究病態人格的法律責任抱持疑慮。這一點我們必須從何謂責任能力來探討。

責任能力指的是在刑事審判中，能追究其行為責任的能力。比方說，一個三歲的小孩在公園四處奔跑，撞倒老人家，害對方受傷了。我們能以傷害罪起訴那個孩子嗎？日本刑法規定，未滿十四歲的小孩一律無責任能力，所以不能對小孩問罪。更有爭議的是精神障礙者。出自妄想而犯罪，若經精神鑑定證明，有些案例是無法追究責任的。因為那並非基於本人的自由意志而犯罪，是出自於病症。

責任能力的定義為，能夠判斷事物的是非善惡，並根據其判斷行動。有嚴重精神障礙或認知障礙的人，可能無法明辨善惡，也可能無法控制行動。至於病態人格，他們應該是有判斷善惡的能力吧。不過，基於天生的腦部障礙，說不定他們無法控制在判斷下的行為。若真如此，可以向本人追究責任嗎？在日本法律中，被認定為無責任能力，就會判無罪；被判斷責任能力有限，則會減刑。

病態人格並不是自己願意生下來就有顆萎縮的腦，就算母親懷孕中會吸菸、父母會虐待小孩，他們也無法選擇父母，結果導致他們背負著病態人格的風險，照這個邏輯，即使他們犯了罪，他們能負法律責任嗎？

目前在歐美各國，司法實務大多數的判決案例和上述邏輯大不相同。也就是說，當被診斷為病態人格時，刑責有更嚴重的傾向。美國心理學家埃登斯（John Edens），以一般人為對象調查，也顯示出對於被診斷為病態人格的犯人，支持死刑的意見增多，特別是人際關係因子與感情因子特別高的人（態度傲慢、缺乏罪惡感與懊悔的人），態度最嚴苛。那是因為判斷他們的危險性及問題性較大的緣故。

在日本，由於病態人格的診斷系統未臻完備，目前不太會影響判決。但在量刑判斷上，犯人的反省程度，有時的確會大大影響結果。若被告不見反省之色，這時候法官的心證會變差，就有可能加重刑罰。當然，沒有比連反省都不反省的罪犯更令人髮指的了，就算被判斷再犯風險極高也無可奈何。

不過，若病態人格生來就有不具備反省能力的「障礙」，那麼該如何理解以此為由，加重刑罰的邏輯呢？難道要說「只能怪你自己天生如此」嗎？此外，若法律依照目前精神障礙的裁量，往後當發生重大案件，犯人在精神鑑定後被診斷為病態人格，而且腦部影像也清楚顯示有天生的萎縮與異常，在這種情況下，法律應該認為他「具備完全的責任能力」，而判處死刑等重大刑罰來制裁他嗎？

自由意志是幻想嗎？

對責任能力追根究底時，就會遇上自由意志的問題。倘若認定病態人格沒有責任能力，就等於主張他們沒有自由意志。如果說病態人格的行為取決於大腦與環境，那麼不只是病態人格，我們所有人的個性與行為，也是「取決」於腦部特徵及幼時環境，這樣結論會變成我們也同樣沒有自由意志。

這是一種相當令人不快的議論。我們就像受大腦與環境左右的機械，一直以為憑自由意志所做的決定，其實不斷受大腦控制。的確，大腦是我們身體內的器官，不過卻只是一部分。另外，當我們看重環境因素時，也會演變成「我們的想法與行為，都受到幼時環境及管教的主宰」。

自由意志的問題，是科學家及哲學家自古不斷反覆議論的主題，不過，決定論者主張，自由意志不過是我們的錯覺。英國心理學家貝爾（Andy Bell）說：「感覺自由與實際上的自由，是完全不同的兩回事」。

就以用餐為例。我們**感覺上**是在喜歡的時間吃喜歡的東西，不過真是如此嗎？大多時候，工作中也不能吃東西，挑選食物時也有預算限制，還有喜好、營養均衡與過敏等問題，這些都不是自己選擇的。

就連休息鐘聲一響，馬上站起來行動這一點，看似是自己的意志，其實是被時間和鐘聲操控。同事約你去某間餐廳，這是同事的意見；你看著菜單上的照片，點了看起來非常美味的餐點，你可能正中餐廳的行銷手段。連吸收知識的管道，有可能來自書本或電視，也可能是家人或朋友告訴你的。

以上乍見是我們自己**決定**的行為，其實並不如我們想得那麼天真，能獨立與周遭切割。甚至能說，我們一直受到周遭刺激與環境的周密控制，會更貼近事實。如果完全的自由意志是一種幻想，那麼換一個角度思考，是否應該看成，包括受遺傳與環境影響的廣義的「自己」是「我」，而從那廣義的「自己」衍生出的思想是自由意志呢？因為大腦與過去的經驗無疑是「我」，缺少了那些部分的話，「自己」就不復存在。

既然「自己」的定義會愈來愈廣，代表在隨著環境與成長，遺傳上的特徵也會發生變化。像偶發性事件、教育與治療等，也會讓大腦與人格持續產生變化。這些也都是廣義的「自己」。那麼，我們可以說，病態人格的意志決定，其實也都是來自廣義的「自己」，所以讓他們對此負責，是妥當的處置方式嗎？又或者，那是一種來自我們想堅守「自由意志」這個幻想的謀略呢？

如何對待超高風險病態人格？

第二個問題是：對於超高風險的病態人格，社會應該如何對待他們？

每數年或十年一次，可能會發生可怕的連續殺人案。就算嚴重程度不至於此，還是存在著反覆犯下性犯罪或暴力事件的持續犯。

他們的確是少數派，不過卻是在壓倒性的遺傳及環境影響下，任何治療也無法勝過的超高風險病態人格，是再犯率極高的危險罪犯。前面提到，在歐美被診斷為病態人格的情況下，有時刑責會更重。那並不是單純基於過去犯罪行為判的刑責，而是在判刑時，一併考慮未來的危險性。因再犯風險極高，所以延長刑期，視狀況有時可能終身監禁或死刑。

例如大久保清與宅間守這種人，在那之前曾多次進出監獄。如果當時能終身拘禁他們，或許就能防止之後的慘案。不過，這是正當的判斷嗎？

將他個人的自由和全體社會的安全放在天秤兩端，為實現多數人的利益，捨棄一個人的生命，這是一種功利的判斷。這與第二章開頭的暴衝小火車是一樣的例子。把一個人的性命和五個人的性命放在天秤兩端，用數字多寡來判斷，這是病態人格性質的判斷。

當然，這其中很大的不同是，這個人不是一個無辜的人，而是一個犯人、有著危險的病態人格。但即使如此，因為**未來的**危險性，進行預防性羈押，是正當的嗎？

日本過去曾爭議過「保安處分」。這是對已觸法的精神障礙者及病態人格，在目前有犯罪行為，未來也有犯罪行為**之虞**，為了社會防衛與治療，進行預防性羈押的制度。由於在人權上有巨大的爭議，加上當時對危險性預測的準確度仍不足，導致反對聲浪過高而作罷。不過現在要求導入保安處分的意見並未消失。但在英國與德國，像病態人格犯罪者這種有重大人格問題的累犯，在刑滿後，法律得以繼續進行預防性拘禁。後面要介紹的美國性犯罪民事拘禁也是同樣的制度。

在日本，當今後發生造成社會恐慌的案件時，「保安處分」的討論一定又會浮上檯面。相較於以往，現今對於犯罪危險性預測的精準度已提升，也能提供腦部影像的客觀證據，屆時我們又該如何判斷呢？

預防性羈押

我想在此介紹一下保安處分的實際案例。我過去在參加日本性犯罪者治療計畫的開發時，訪問過美國性犯罪者的治療設施。那所位於加州沙漠地帶正中央的州立醫院，與其說是性犯罪者的治療設施，不如說是以拘禁為目的的保安處分設施。

當時正遇上加州幾十年一度的大寒流來襲。就連洛杉磯都下起了小雪，我還在電視上看到仍未採摘的檸檬就這樣冰凍在枝頭的新聞。

州內同樣的醫院已經飽和，所以新設了這間醫院，當時剛開始營運。以院長為首，治療團隊親切地迎接我們，熱心地說明治療計畫，也讓我們參觀了治療過程。不出所料，計畫核心是認知行為療法，與我們試圖導入日本的相同。

收容在這裡的，是被「診斷」為「高危險連續性罪犯」（Sexually Violent Predator，又稱性暴力連續犯）的人，其診斷基準為：一、過去曾對多數受害者有性暴力犯罪行為。二、曾對孩童有性犯罪行為。三、未來還有犯下同樣罪行的危險性。

這種診斷會在刑滿半年前，由兩位以上的心理學家或精神科醫師進行。如果符合條件，即使出獄後，仍會以「危險性尚存」的理由繼續接受治療性拘禁。由於拘禁場所不是監獄等刑事設施，所以稱為「民事拘禁」。不過，這種制度最大的目的不在治療，而是定位在社會防衛的保安處分。實際上，這所醫院高牆環繞，裝置了通電的鐵絲網，樣貌幾乎與監獄無異。

這所醫院旁邊就有監獄，「住院患者」絕大部分的刑期都是在那所監獄度過。在釋放的同時，就會被拘禁於隔壁的「醫院」。但坐牢還有刑期，只要不是無期徒刑，總有出獄的一天。不過這間「醫院」卻沒有規定住院時間，若沒有得到危險消失的診斷，就會繼續被拘禁下去。

我詢問他們之前有多少患者出院，包括最初已飽和的那間民事拘禁醫院。接待人員表示，在約半世紀的歷史中，他們收容了超過五千人，不過據說只有寥寥數人出院。也聽說有人一度出院，卻遇到社區反對，最後又被送回這裡。也就是說，好不容易出獄了，還沒回過神就又被強制住進隔壁的「醫院」，恐怕到死都無法再出來，這就是他們的命運。但反覆對人性暴力或性侵孩童，都是絕不容許的行為，這些人無疑是令人憎恨的罪犯。如果這當中有病態人格存在，再犯風險就很高，治療可能性極低。

話雖如此，危險性的預測並非百分之百正確。市面上開發了許多病態人格檢核表，以及預測性犯罪風險的工具，雖然精準度提高了許多，但充其量只達百分之七十，會出現相當數量的「偽陽性」，也就是「預測會再犯，實際卻沒有發生」的案例。如果這所設施裡拘禁了一千人，那其中有三百人可能並不會再犯。

病態人格也好、性犯罪者也好，他們當然有人權。已經負完刑責的人，若一輩子拘禁他們，有重大侵害人權之虞。因為一句「有再犯的可能」這種不確實的理由，就把他們關到死，真的是正義嗎？在美國，這種對待性犯罪者的措施稱為banishment（放逐、流放）。這正是現代的放逐。

另外，還有一個問題就是花費的考量。在加州，據說一個性犯罪者的民事拘禁預算，一年約二十萬美金（約二千三百萬日圓）。病態人格代表的高風險罪犯，既無罪惡感也無良心苛責、不斷反覆犯罪的人，該如何處置他們，是每個社會都頭痛的問題。個人覺得在世界潮流中，社會防衛和人權兩者間的平衡，目前過度傾向社會防衛罷了。有些人主張，只要無法正確預測，就該限制濫用拘禁。不過，這台暴衝的小火車，為了讓大蟲存活，依舊不斷地在行走中殺死小蟲。

即使無罪，有風險就關起來？

第三個是，為了保護社會不受犯罪型病態人格襲擊的極端激進預防對策。

前面已經敘述過，病態人格的治療很困難，預防是較值得期待的。不過，這當然並非萬全。為了保護社會不受病態人格或兇惡罪犯之害，神經犯罪學家艾德里安・雷恩（Adrian

Raine）提出了一個非常激進的預防措施。

首先是「龍布羅梭計畫」。這個計畫取「Legal Offensive on Murder: Brain Research Operation for the Screening of Offenders」（對謀殺採取的法律攻勢：篩選罪犯的大腦研究行動）的字首，命名為「LOMBROSO 計畫」。龍布羅梭是一位在十九世紀十分活躍的醫師兼犯罪學者的姓氏，他以強調犯罪中生物學要素的重要性聞名。

龍布羅梭計畫提出的政策是，所有男性滿十八歲後，有義務接受腦部掃描及ＤＮＡ檢查，對照環境因素相關數據，根據複雜算式，計算出個別的犯罪風險。判斷結果為「陽性」的人，就必須無限期關進特別設施。和保安處分不同的是，即使目前並沒有任何犯罪行為，光是犯罪風險為陽性，就予以監禁。不過，在設施中接受治療、複檢，風險降低後就可能獲得釋放。

近年以基因檢查判斷未來疾病風險的技術已經實現，最有名的例子是好萊塢女星安潔莉納裘莉（Angelina Jolie），為了避免乳癌的風險，進行預防性地切除乳房，蔚為話題。龍布羅梭計畫可說是這種預防性措施的犯罪版吧。很大的不同是，接受檢查並非基於本人意願，而是由國家強制執行，也可說是一種「國家基因審查」。

沒有執照不能生小孩？

雷恩提出的另一個措施是導入「父母執照」，就是生小孩前必須先取得父母執照的制度。世界上的確存在「沒資格為人父母」的人，隨便地生下小孩，覺得小孩礙事後，殘忍地殺害或虐待他們，這種新聞層出不窮。

雷恩認為，想成為父母的人，必須具備基本知識。像知道懷孕中吸菸、飲酒，會嚴重危害到小孩的腦發育；管教小孩時若激烈地搖晃他們，還沒成熟的大腦會受到傷害，甚至可能致死。如果是嬰兒，父母也必須了解「嬰兒搖晃症候群」的危險。因為他們的大腦還小，過於劇烈地搖晃，會讓腦內的組織撞上頭蓋骨，切斷連結前額葉皮質與大腦邊緣系統的神經路徑。如果父母在生產前具備這些知識的話，就能防患未然。

這個措施的立意是把這些知識與育兒技巧，傳授給預備當父母的人，預防不當管教造成的虐待，降低未來孩子的品行障礙或脫序行為。類似前面介紹的奧爾茲家庭訪問的擴大版。在奧爾茲的研究中，出現了許多正向效果。然而，對於國家介入生兒育女這種生物的自然行為，會有相當大的疑慮。一旦導入這個制度，沒有取得合格執照的人，懷孕、產子都可能會被視為「非法」。

站在容易滑倒的斜坡上

雷恩當然十分清楚這些措施會引起許多異議，但仍強調討論的必要性。由國家來管理個人的基因與為人父母的資格，是相當令人不舒服的一件事，總覺得很危險。但不能光以這種理由反對，進行多方面的討論確實很重要。例如龍布羅梭計畫，若單以「有危險性」等理由就拘禁，當然嚴重侵害人權，因此雷恩坦言，必要時要取得社會利益和危險之間的平衡。在這個基礎上，重要的不是絕對正確的答案，而是考量現實的平衡。

他本身當然清楚這個計畫的問題，也承認並沒有絕對的正確性。但他主張，有些危險人物明明就在我們四周遊走，大家卻無計可施，這不也同樣牽涉到人權問題嗎？他選擇保護潛在受害者的人權這個「正確性」上。

父母執照也是。試問：成為父母比開車簡單嗎？即使是現在，在領養方面，想成為養父母的人，在許多層面必須被仔細檢視。那麼，將這種審查擴大到所有父母，是否能更有效地防止對小孩不利的事？對於「剝奪當父母的權利」這點，他主張同樣的情況其實已經發生了。被判無期徒刑的人，現實上也無法生子。雷恩稱之為「消極的優生學」。主張拘禁的副產品其實就是不讓重刑犯的基因傳承下去。

最近的犯罪心理學逐漸轉變，認為暴力問題和傳染病、生活習慣病一樣，是能夠預防、治療的「公眾衛生問題」。若為真，或許這些意見也不能一概評為錯誤。當有人提出新意見，而且是極度激進時，我們會反射性地採取戒備姿勢。不安的信號響起後，試圖抹殺那些意見。

不過，激進的意見並不總是錯的。雷恩舉了一個淺顯的例子，就是中世紀的女巫審判。如果當時有人表明，不是「稍微控制一下女巫審判」，而是「應徹底根絕女巫審判」，大概會被視為激進又荒謬，可能還會被定罪為女巫手下，處以火刑。

雷恩說：「如果我們好好面對自己的不安，謹慎評價風險與利益的調和，不久就會判明，大部分的坡道並不是那麼容易滑倒。只要有勇氣，紮實確保自己的立足點，就能順利克服那些容易滑倒的坡道。」

但一般大眾沒有這種勇氣，能完全不顧不安或疑慮，大膽執行有風險的行動。如果能輕易無視風險，就是病態人格了。即使知道有益處，但還是做不到的話，純粹是因為我們過於膽小嗎？膽小的我們，會因不敢冒險而原地踏步。不安的信號響起，讓我們想像從坡道上滑落的景象，於是塵封了想看見前方美景的誘惑，就此停下腳步。

一直以來，推動時代進步的原動力，或許就是那些天不怕地不怕的病態人格。不過那有時是基於正確的判斷，有時則否。因此，我們只能懷著忐忑的心，慎重前進。

結語

病態人格存在的意義？

有一隻蠍子沿著河岸走，想渡河到對岸去。因為河的這一邊幾乎沒有食物，牠快要餓死了。「要是能到對岸，或許可以找到食物吧。」帶著這個念頭，蠍子找到一處距離比較短，水流平穩的地點。但是，牠並不會游泳。這時，正好出現一隻狐狸想游泳過河。蠍子走向狐狸，跟牠說自己可以告訴牠最適合的渡河地點，請牠揹自己過河。

但狐狸拒絕了。因為牠知道蠍子身上有毒，如果自己被螫到就會死。於是蠍子開口：「過河的時候，如果我螫了你，那麼在你背上的我不就一起沉入水裡淹死了嗎？所以我不會螫你的。」

的確，蠍子和狐狸這個時候是命運共同體，處於雙贏關係。照道理蠍子應該不可能螫狐狸。於是，狐狸請蠍子帶牠到最適合過河的地點，揹著蠍子，開始朝對岸游去。但游到河中間時，狐狸突然感到背上一陣強烈的刺痛，蠍子居然還是螫了狐狸。

「蠍子，你為什麼要這樣做？我們不是說好了嗎？這樣一來，你不是也會跟著死嗎？」

「狐狸呀，我也不知道，這就是我天生的本能。」

照邏輯思考，蠍子知道這樣做自己也會一起喪命。不過，蠍子天生就是會螫人，所以無法控制這個衝動。當我想到病態人格時，總會想起這個故事。

從進化論看病態人格

我們不能取笑寓言故事中的蠍子是愚蠢的生物。人類也一樣，靠著天性，發展科學、技術，讓物種大大繁榮的同時，或許同樣因為天性，正一步步走向毀滅。

醫學進步能克服疾病、保護性命，但超高齡化社會及人口增加也變得失控；為追求便利，發展了各式產業，但環境破壞及地球暖化不斷惡化；為了保家衛國開發了許多武器，結果出現了足以毀壞地球的核武。我們就像寓言中的蠍子，正用名為智慧的毒針，不斷螫刺著地球這個幫我們渡河的載體。

病態人格也是不斷用毒針，螫刺周遭人群的蠍子。但正如蠍子的毒是為了繁衍的武器；人類的智慧也是為了繁衍的武器，病態人格的毒則是他們生存戰略中的一種「適應性」。正因如此，蠍子和病態人格才能繼續存活，不至於滅絕。

英國演化生物學家理查・道金斯（Richard Dawkins）在著名的《自私的基因》中，主張進化的過程。一直以來，以自我複製為最大目的的基因，都採取了對存續最有利的自私策略。說得更正確些，最終那些基因能留存，是因為這個策略才適合它們。

病態人格依靠自私，能擊敗老實人而留存下來。在進化論的層面上，這種存活策略是有效的。但與其說他們是心存惡意而為，倒不如說他們只不過是生來如此。

有一種叫蚊蝎蛉、像蜂的昆蟲，交配時有雄性送食物給雌性的習性。但有雄性會濫用這種習性。當有雄蚊蝎蛉帶著壯觀獵物尋找雌蚊蝎蛉時，有些惡劣的雄蚊蝎蛉就會假裝成雌性接近，接下獵物後一溜煙逃走，再用騙來的獵物去吸引雌蚊蝎蛉。這完全是病態人格式的生存手段。不過，這招能提高牠們交配的機率，讓惡劣雄蚊蝎蛉的基因延續下去。

正如第五章開頭所述，在暴力掛帥的人類史中，病態人格豈止是順應時代，甚至曾是受人崇拜的英雄，集尊敬於一身。當中應該也有人君臨天下，留下眾多子孫。惡名昭彰的英王亨利八世，據傳充滿了領袖魅力，同時有著殘忍、冷酷的一面。他有六個妻子，每個都生了他的小孩，而他與妻子以外的女性也生了很多小孩。他總是找藉口反覆離婚，有兩個妻子被他處斬首之刑，極盡殘虐之能事。

就算不是國王，一般的病態人格也留下很多子孫。有些病態人格在性方面早熟，一輩子有許多性伴侶。不過他們並不會照顧小孩，不是放任就是虐待。他們的基因生存策略似乎是，生很多小孩，只要有人活下來就好。

另一方面，病態人格本人則由於自甘墮落的生活型態，以及不顧危險的行為，據說壽命較短，死亡風險也比一般人高出五倍。的確，很少見過超越男性平均壽命、活到八十或九十歲的病態人格。不過，就算本人短命，只要能留下眾多子孫，就能說達到了基因的目的。

爲何病態人格基因沒有滅絕？

再者，病態人格之所以沒有滅絕，一直存活到現代，或許是因為他們對**全體人類**有某種益處。

道金斯說，進化的單位是基因，生物不過是基因的載體。他還主張，基因並不如我們所想得狹隘。只要將自己的副本留在自己的子孫身上，就能維持生物多樣性。他認為基因的最大目的，是藉由在「人」這個物種的「基因庫」中，留下多元的人類基因，以求其存續。

「人」這種物種，如果大家的性質都類似，當受到巨型天災或傳染病的威脅時，或許就會瀕臨滅種危機。不過，如果有基因多樣性，就算某種特徵的人全部滅絕，不同特徵的人還有可能生還。

梅納．史密斯（John Maynard Smith）以賽局理論說明了演化中各種策略的有效性。根

本人 \ 對方	老鼠	老鷹
老鼠	29.0	19.5
老鷹	80.0	-19.5

表 1 賽局理論的演化策略及得分

據其理論，一群絕對不發動攻擊的老鼠，和總是發動攻擊的老鷹，都是不穩定且適應能力低下的生物群體。最「適合演化且穩定的戰略」是，鼠鷹以一定比例共存。

鼠群彼此雖然鮮少爭鬥，但同時也不即不離，時光就在沒有變化、沒有進步中流逝。相對的，只有老鷹的話，則會在互相爭鬥中絕滅。若這是一場尋求適應的賽局，只有鼠群的話，得分是二十九分，鷹群則是負十九．五分。但當混合兩者時，老鷹會變成八十分，老鼠也還有十九．五分。兩者以適當比例混合後，整體總分是最高的（表 1）。

梅納．史密斯主張，要達到穩定的演化，必須具備生物多樣性與多樣化行為。在人類群體中，如果有人具備攻擊性、不把風險當一回事，他們就會對進步有所貢獻，也能扮演保護群體不受外敵侵襲的英雄。如果大家都像老實的鼠群，文明會停滯不前，遇到外敵襲擊時，會被輕易摧毀。

前面也提過不只一次，並非所有的病態人格都是「惡人」，都對人類有害。有時他們無與倫比的領導力及冷酷的判斷力，有助於人類生存及進步。社會上，總是需要有人冒險果敢前進、對外戰鬥。病態人格約莫人口百分之一的比例，或許是演化最適當的比例，是上帝之手分配的結果。

當然，犯罪型病態人格帶來的暴力是負面的。根據基爾（Kent Kiehl）推算，美國每年花費在病態人格的費用約四千六百億美元，高於憂鬱症相關費用。這個金額相當於前總統川普打算用在墨西哥國界，興建圍牆預算的十倍。不過，或許即使必須付出這些社會成本，為了「人」的種族繁榮，包含病態人格在內的多樣性有其必要。

病態人格之所以存活至今，是因為他們這種適應環境的生存方式，有益於全人類，說不定意味著其基因策略是「正確的」。必須注意，這並不是法律或道德上的正確，而是以**基因存續**而言。因此，他們沒有滅絕，人類也沒有滅絕，共存至今。今後應該也是如此。為了人類全體的「幸福」，只能跟「病態人格這種特質」一起存續下去吧。

若以物種全體這種宏觀視角來看，我們不必過度恐懼、排斥病態人格，給他們貼上惡魔的標籤。刑罰、治療、預防等對策，每個環節都很重要，但最終，與他們繼續共存才是必然。我們可以說，病態人格是上帝之手創造的存在，只能將之視為一種**特質**，時而受惠、時而受害，過去也是、未來亦然，繼續共存。

我們現在該做的事

一開始我就打算以科學的角度來寫這本書，因為日本社會對病態人格的理解已遭到過分渲染，與學術上的概念相距甚遠。不過，這本書最後稍微帶入了哲學性的內容。深究科學，最後無可避免會碰到哲學問題。像基因重組、生物複製技術、尊嚴死、太空探索、氣候變遷等，每一個都是科學的範疇，但都無法避開人應有的樣貌與生存方式。

我們現在享受著人類前所未有的長期和平，對我們而言，病態人格像是那最後的一根刺，不拔不快。但宏觀漫長的人類史，我們知道他們絕非異端，也不全是惡魔。

如今，我們心中的「內在惡魔」和「善良天使」支撐著和平，這微妙的平衡不知能持續多久。統計上，死於戰爭與暴力的人數已然驟減，但現在卻面臨了人類史上未曾經歷過的局面——只要一個病態人格領袖用一根手指，就能讓全人類瞬間滅亡。

在演化論上，病態人格的存在有其意義，我們只能視其為一種特質，與之共存。不過，在核武出現的現代，我們有一件必須謹慎面對的事，既不是連續殺人狂的兇殘，也不是病態人格鄰居帶來的困擾，而是**避免選出病態人格的領袖**。無論表面上再富有魅力，用多麼響亮動聽的言詞、多麼震撼人心的語句煽動，我們都必須培養自己的眼光，洞察一切。

過去，亂世中得到國民狂熱支持的革命家，到了和平時代卻化為獨裁者，這樣的例子古今中外屢見不鮮。當初支持希特勒的德國國民或許已盡離人世，但在民主時代，依舊有些國家被病態人格的能言善道煽動，選他們為領袖。

要改變病態人格很困難，同樣地，不再受他們的欺騙也很難。但與其改變別人，不如自己培養分辨的眼光。許多美國的精神衛生專家，爭相指出川普的病態。不論川普是否真為病態，最該分析的，還是促成川普當上總統、現在仍繼續支持他的美國公民。

光與影交錯之處

到此，探究病態人格之旅即將結束。窺探名為病態人格的黑暗世界，看見的或許是比想像還深的陰影，或許有時是人類進步與繁榮的一道光。又或許，在陰影的某處，你意外看見了自己的臉。從中看到的，大多因人而異。不過，萬事萬物都有光與影兩面，只要其中一個存在，另一個必然無法抹去。

例如，神也有充滿愛的光明面和殘酷的黑暗面。舊約聖經中，約有兩千萬人被殺，而殺死他們的不是撒旦，而是神。人們畏懼這樣的凶神，認為「勿擾神免報應」，保持一定的距離、臣服其力，盡量不去觸怒祂、小心翼翼敬神至今。

說不定，人對於神的這種想法，和對於病態人格的想像相去無幾。

謝辭

本書執筆之際，實蒙多方協助與支持。特別是筑摩書房永田士郎先生。從企劃階段到本書完成，始終提供莫大的幫助。再者，在我研究室修畢研究所課程，即將擔任法務省法務技官的竹田彩夏小姐，在我執筆上提供了多方面的支援。另外，生活中總是支持我的朋友、同事、家人，我的內心充滿感激之情。

在此鄭重致謝。

參考文獻

有多數章節引用的參考文獻，在此僅列出初出章節。

前　言

- Furnham, A., Daoud, Y., & Swami, V. (2009). "How to spot a psychopath: Lay theories of psychopathy." Social Psychiatry and Psychiatric Epidemiology. 44(6). 464-472.
- 原田隆之（2015）『入門 犯罪心理学』ちくま新書

第1章

- Blair, R.J. Mitchell, D., & Blair, K. (2005). The Psychopath: Emotion and the Brain. Oxford. Wiley-Blackwell.（日文版：福井裕輝訳『サイコパス――冷淡な脳』星和書店）
- Hare, R.D. (1993). Without Conscience: The Disturbing World of the Psychopaths Among Us. New York. The Guilford Press.（中文版：羅伯特・海爾〔2017〕《沒有良知的人：那些讓人不安的精神病態者》遠流）
- 法務省（2017）『平成29年版　犯罪白書――更生を支援する地域のネットワーク』昭和情報プロセス

- 加賀乙彥（1982）『宣告』新潮社.
- 永瀬隼介（2004）『19歳——一家四人　殺犯の告白』角川文庫
- Skeem, JL., Edens, J.F., Camp, J., & Colwell, L.H. (2004). "Are there ethnic differences in levels of psychopathy? A meta-analysis". Law and Human Behavior. 28(5). 505-527.

第2章

- Blair, R.J., Jones, L., Clark, F., & Smith, M. (1995). "The psychopathic individual: A lack of responsiveness to distress cues?" Psychophysiology. 34(2). 192-198.
- Cleckley, H. (1941). The Mask of Sanity. 4th ed., St. Louis. Mosby.
- Cooke, D. J. & Michie, C. (2001). "Refining the construct of psychopathy: Towards a hierarchical model." Psychological Assessment. 13(2). 171-188.
- Hare, R.D. (1991). The Hare Psychopathy Checklist-Revised. Toronto. Multi-Health Systems.
- Hare, R.D. (2003) . Manual for the Revised Psychopathy Checklist. 2nd ed., Toronto. Multi-Health Systems.
- Hare, R.D., Clark, D.,Grann,M., & Thornton,D. (2000). "Psychopathy and the predictive validity of the PCL-R: An international perspective." Behavioral Sciences & the Law.18(5). 623-645.
- Hare,R.D., & Neumann. C.S. (2008). "Psychopathy as a clinical and empirical construct." Annual Review of Clinical

Psychology. 4. 217

- 246.
- Harpur, T.J., Hare. R.D. & Hakstian,A.R. (1989). "Two-factor conceptualization of psychopathy: Construct validity and assessment implications." Psychological Assessment.1 (1).6-17.
- Lilienfeld, S.O., & Andrews,B.P. (1996). "Development and preliminary validation of a self-report measure of psychopathic personality traits in noncriminal population." Journal of Personality Assessment. 66 (3). 488-524.
- Lilienfeld, S.O. & Hess, T.H. (2001). "Psychopathic personality traits and
- somatization: Sex differences and the mediating role of negative emotionality." Journal of Psychopathology and Behavioral Assessment. 23(1). 11-24.
- 元少年Ａ（2015）『絶歌』太田出版（中文版：前少年Ａ〔2016〕《絕歌：日本神戶連續兒童殺傷事件》時報出版）
- 岡江晃（2013）『宅間守 精神鑑定書――精神医療と刑事司法のはざまで』亜紀書房
- Pinel, P. (1809). Traité Médico-Philosophique Sur L'aliénation Mentale. Paris. Brosson.
- Ross, S.R.,Benning, S.D., Patrick, C.J., Thompson, A., & Thurston, A. (2009). "Factors of the psychopathic personality inventory: Criterion-related validity and relationship to the BIS/BAS and five-factor models of personality." Assessment. 16(1). 71-87.
- 島崎藤村（1968）『藤村詩集』新潮文庫.

- Stout, M. (2006). The Sociopath Next Door. USA. Harmony.（中文版：瑪莎・史圖特〔2013〕《4％的人毫無良知我該怎麼辦？》商周）
- Schneider, K. (1959). Clinical Psychopathology. New York. Grune and Stratton.
- 鈴木智彦（2017）『全員死刑——大牟田4人殺害事件「死刑囚」獄中手記』小学館文庫
- 筑波昭（2002）『連続殺人鬼　大久保清の犯罪』新潮OH! 文庫
- Williamson, S., Harpur. T.J., & Hare, R.D. (1991). "Abnormal processing of affective words by psychopaths." Psychophysiology. 28(3). 260-273.
- Zuckerman, M. Kolin, E. A., Price, L., & Zoob, I. (1964). "Development of a sensation-seeking scale." Journal of Consulting Psychology. 28(6).477-482.

第3章

- American Psychiatric Association (2013). Diagnostic and Statistical Manual of Mental Disorders. 5th ed.: DSM-5. Washington. D.C.. American Psychiatric Association.（中文版：美國精神醫學會〔2018〕《DSM-5精神疾病診斷與統計》合記）
- Becker, H.S. (1963). Outsiders. New York. Free Press.
- Bezdjian, S., Raine, A., Baker, L.A., & Lynam, D.R. (2011). "Psychopathic personality in children: Genetic and

environmental contributions." Psychological Medicine. 41(3). 589-600.

- Boddy, C.R., (2011). "Corporate psychopaths, bullying and unfair supervision in the workplace." Journal of Business Ethics. 100(3). 367-379.
- Boddy, C.R., & Taplin, R. (2016). "The influence of corporate psychopaths on job satisfaction and its determinants." International Journal of Manpower. 37 (6). 965-988
- Chamorro-Premuzic, T. (2013). "Why do so many incompetent men become leaders?" Harvard Business Review. August 22.
- Chomsky, N. (2017). "Epilogue: Reaching across professions." In Lee, B.X.
- (Ed.). The Dangerous Case of Donald Trump (pp. 356-360). New York. Thomas Dunne Books.
- Dodes, L. (2017). "Sociopathy." In Lee, B.X. (Ed.). The Dangerous Case
- of Donald Trump (pp. 83-92). New York. Thomas Dunne Books.
- Dutton, K. (2012). The Wisdom of Psychopaths: What Saints, Spies, and Serial Killers Can Teach Us About Success. New York. Random House.（中文版：凱文・達頓〔2016〕《非典型力量：暗黑人格的正向發揮，不受束縛的心理超人》大牌出版）
- Dutton, K., & McNab, A. (2014). The Good Psychopath's Guide to Suecess: How to Use Your Inner Psychopath to Get the Most Out of Life.
- New York. Random House.（日文版：木下栄子訳〔2016〕『サイコパスに学ぶ成功法則——あなたの内なるサ

イコパスを目覚めさせる方法』竹書房）

- Fallon, J. (2013). The Psychopath Inside: A Neuroscientist's Personal Journey into the Dark Side of the Brain. New York. Current.（中文版：詹姆斯・法隆〔2016〕《天生變態：一個擁有變態大腦的天才科學家》三采）
- Forth, A.E., Hart, S.D., & Hare, R.D. (1990). "Assessment of psychopathy in male young offenders." Psychological Assessment. 2(3). 342-344.
- Fromm, E. (1941). Escape from Freedom. New York, Farrar & Rinehart.（中文版：埃里希・佛洛姆〔2015〕《逃避自由：透視現代人最深的孤獨與恐懼》木馬文化）
- Gao, Y. Raine, A., & Phil, D. (2010). "Successful and unsuccessful psychopaths: A neurobiological model." Behavioral Sciences & the Law. 28(2). 194-210.
- Hall, J.R., & Benning, S.D. (2006). "The "successful" psychopath: Adaptive
- and subclinical manifestations of psychopathy in the general population." In Patrick, C. J. (Ed.). Handbook of Psychopathy. New York. Guilford Press.（日文版：田中康雄監修〔2015〕『サイコパシー・ハンドブック』〔pp.709-738〕明石書店）
- Herman, J.L., & Lee, B.X. (2017). "Prologue: Professions and politics." In Lee, B.X. (Ed.). The Dangerous Case of Donald Trump (pp. 1-10). New York. Thomas Dunne Books.
- Isaacson, W. (2011). Steve Jobs. New York. Simon & Schuster.（中文版：華特・艾薩克森〔2017〕《賈伯斯傳：

Steve Jobs 唯一授權》天下文化）

- Karpman. B. (1941). "On the need of separating psychopathy into two distinct clinical types: The symptomatic and the idiopathic." Journal of Criminal Psychopathology. 3. 112-137.
- Lee, B.X. (2017). "Introduction: Our duty to warn." In Lee, B.X. (Ed.).
- The Dangerous Case of Donald Trump (pp. 11-22). New York. Thomas Dunne Books.
- Levenson, M.R., Kiehl, K.A., & Fitzpatrick, C.M. (1995). "Assessing psychopathic attributes in a noninstitutionalized population." Journal of Personality and Social Psychology. 68(1). 151-158.
- Lifton, RJ., (2017). "Foreword: Our witness to malignant normality." In Lee. B.X. (Ed.). The Dangerous Case of Donald Trump (pp. xv-xix). New York. Thomas Dunne Books.
- Lykken, D.T. (1995). The Antisocial Personalities. Hillsdale. NJ. Eribaum.
- Lynam, D.R. (1997). "Pursuing the psychopath: Capturing the fledgling
- psychopath in a nomological net." Journal of Abnormal Psychology. 106(3).425-438.
- Machiavelli.N.(1532). Il Principe.（中文版：馬基維利〔2012〕《君主論》暖暖書屋）
- Mathieu, C., & Babiak. P. (2016). "Corporate psychopathy and abusive
- supervision: Their influence on employees' job satisfaction and turnover intentions." Personality and Individual Differences. 91. 102-106.

- Mathieu, C. & Babiak, P. (2015). "Tell me who you are. I'll tell you how you lead: Beyond the full-range leadership model, the role of corporate psychopathy on employee attitudes." Personality and Individual Difference. 87.8-12
- Mathieu, C. Hare. R.D., Jones. D.N., Babiak, P., & Neumann, C.S. (2013). "Factor structure of the B-Scan 360: A measure of corporate psychopathy." Psychological Assessment. 25(1). 288-293.
- Mathieu, C. Neumann. C.S., Hare. R.D., & Babiak, P. (2014). "A dark side of leadership: Corporate psychopathy and its influence on employee well-being and job satisfaction." Personality and Individual Differences. 59.83-88.
- Moffitt, T. E. (1993). "Adolescence-limited and life-course-persistent antisocial behavior: A developmental taxonomy." Psychological Review.
- 100(4). 674-701.
- Moffitt, T. E. & Caspi, A. (2001). "Childhood predictors differentiate lifecourse persistent and adolescence-limited antisocial pathways among males and females." Development and Psychopathology. 13(2). 355-375.
- Poythress, N.G., & Skeem, J.L. (2006). "Disaggregating psychopathy: Where and how to look for subtypes." In Patrick, C. J. (Ed.). Handbook of Psychopathy. New York. Guilford Press.（邦沢・・前掲書 .pp.283-313）
- Salekin, R.T. (2006). "Psychopathy in children and adolescents." In Patrick. C. J. (Ed.). Handbook of Psychopathy. New York. Guilford Press.（日文版・・前掲書 .pp.603-641）
- Schyns, B. (2015). "Dark personality in the workplace: Introduction to the special issue." Applied Psychology: An

International Review. 64(1). 1-14.

- da Silva, D.R., Rijo., D, & Salekin, R.T. (2013). "Child and adolescent psychopathy: Assessment issues and treatment needs." Aggression and Violent Behavior. 18(1). 71-78.
- Smith, S.F. & Lilienfeld, S.O. (2013). "Psychopathy in the workplace: The knowns and unknowns" Aggression and Violent Behavior. 18(2). 204-218.
- Westerlaken, K.M., & Woods, P.R. (2013). "The relationship between psychopathy and the Full Range Leadership Model." Personality and Individual Differences. 54 (1). 41-46.
- Wisse, B. & Sleebos, E. (2016). "When the dark ones gain power: Perceived position power strengthens the effect of supervisor Machiavellianism on abusive supervision in work teams." Personality and Individual Differences. 99. 122-126.

第4章

- Anderson, N.E., & Kiehl, K.A. (2012). "The psychopath magnetized:Insights from brain imaging" Trends in Cognitive Sciences. 16(1). 52-60.
- 安藤寿康（2016）『日本人の９割が知らない遺伝の真実』ＳＢ新書
- 安藤寿康（2012）『遺伝子の不都合な真実——すべての能力は遺伝である』ちくま新書
- Beaver, K.M., Rowland, M.W., Schwartz, J.A., & Nedelec, J.L. (2011). "The genetic origins of psychopathic personality

traits in adult males and females: Results from an adoption-based study." Journal of Criminal Justice. 39(5). 426-432

- Blair, R.J.R. (2006). "Subcortical brain systems in psychopathy: The
- amygdala and associated structures." In Patrick, C.J. (Ed.). Handbook of Psychopathy. New York. Guilford Press.（日文版：前揭書 .pp.467-490）
- Blair. R.J.R. (2013), "Psychopathy: Cognitive and neural dysfunction." Dialogues in Clinical Neuroscience. 15(2). 181-190.
- Blair. R.J.R. Colledge, E., & Mitchell, D.G.V. (2001). "Somatic markers and response reversal: Is there orbitofrontal cortex dysfunction in boys with psychopathic tendencies?" Journal of Abnormal Child Psychology. 29(6). 499-511.
- Blair, R.J.R. & Mitchell, D.G.V. (2009). "Psychopathy. attention and emotion," Psychological Medicine. 39(4). 543-555.
- Blonigen, D.M., Carlson, S.R. Krueger, R.F., & Patrick, C.J. (2003). "A twin study of self-reported psychopathic personality traits. "Personality and Individual Differences. 35(1). 179-197.
- Bonta, J., & Andrews, D.A. (2016). The Psychology of Criminal Conduct. 6th ed., Oxford. Routledge.
- von Borries, A.K.L., Volman, I., de Bruijn, E.R.A., Bulten, B.H., Verkes, R.J., & Roelofs, K. (2012). "Psychopaths lack the automatic avoidance of social threat: Relation to instrumental aggression." Psychiatry Research.200(2). 761-766.
- Bowlby, J. (1973). Attachment and Loss. Vol.2. Separation. Anxiety and
- Anger. New York. Basic.

- Brook, M., & Kosson, D.S. (2013). "Impaired cognitive empathy in criminal psychopathy: Evidence from a laboratory measure of empathic accuracy." Journal of Abnormal Psychology. 122(1). 156-166.
- Caspi, A., McClay, J. Moffitt, T., et al. (2002). "Role of genotype in the cycle of violence in maltreated children." Science. 297(5582). 851-854.
- Damasio, A.R. (1994). Descartes' Error: Emotion, Reason, and the Human Brain. New York. Putnam.（簡中版：安東尼奧・達馬西奧（2018）《笛卡爾的錯誤：情緒、推理和大腦》北京聯合）
- Farrington, D.P. (2006). "Family background and psychopathy." In Patrick, C.J. (Ed.). Handbook of Psychopathy. New York. Guilford Press.（日文版：前揭書 .pp.364-397）
- Frydman, C., Camerer. C., Bossaerts, P., & Rangel, A. (2011). "MAOA-L carriers are better at making optimal financial decisions under risk." Proceedings of the Royal Society B. Biological Sciences. 278. 2053-2059.
- Gottesman, I.I., (1963). "Heritability of personality: A demonstration." Psychological Monographs. 77(9). 1-21.
- Jutai, J.W., & Hare, R.D. (1983). "Psychopathy and selective attention during performance of a complex perceptual-motor task." Psychophysiology. 20(2). 146-151.
- Kiehl, K.A. (2006). "A cognitive neuroscience perspective on psychopathy: Evidence for paralimbic system dysfunction." Psychiatry Research. 142(23). 107-128.
- Loehlin, J.C., & Nichols, R.C. (2012). Heredity, Environment, and Personality: A Study of 850 Sets of Twins. Austin.

University of Texas Press.

- Marshall, L. A., & Cooke, D. J. (1999). "The childhood experiences of psychopaths: A retrospective study of familial and societal factors." Journal of Personality Disorders. 13(3). 211-225.
- Minzenberg, M.J., & Siever, L.J. (2006). "Neurochemistry and pharmacology of psychopathy and related disorders." In Patrick. CJ. (Ed.). Handbook of Psychopathy. New York. Guilford Press.（日文版‥前掲書 .pp.398-439）
- 日本犯罪心理学会編集（2016）『犯罪心理学事典』丸善出版
- de Oliveira-Souza, R. Hare, RD., Bramati, I.E., Garrido, G.J., Ignácio, F.A., Tovar-Moll, F., & Moll, J. (2008). "Psychopathy as a disorder of the moral brain: Fronto-temporo-limbic grey matter reductions demonstrated by voxel-based morphometry." Neuroimage. 40(3). 1202-1213.
- Patrick, C.J., Bradley. M.M., & Lang, P.J. (1993). “Emotion in the criminal
- psychopath: Startle reflex modulation” Journal of Abnormal Psychology. 102(1).82-92
- Perez, P.R. (2012). "The etiology of psychopathy: A neuropsychological perspective." Aggression and Violent Behavior. 17(6). 519-522.
- Pfabigan, D.M., Seidel, E., Wucherer. A.M., Keckeis, K., Derntl, B., & Lamm, C. (2014). "Affective empathy differs in male violent offenders with high- and low-trait psychopathy:" Journal of Personality Disorders. 29(1). 42-61.
- Raine, A. (2013). The Anatomy of Violence: The Biological Roots of

- Crime. New York Vintage.（日文版：高橋洋訳〔2015〕『暴力の解剖学——神経犯罪学への招待』紀伊國屋書店）
- Raine, A., & Yang, Y. (2006). "The Neuroanatomical Bases of Psychopathy: A Review of Brain Imaging Findings" In Patrick, C.J. (Ed.). Handbook of Psychopathy. New York Guilford Press.（日文版：前掲書 . pp. 440-406）
- Rhee, S.H., & Waldman I.D. (2002). "Genetic and environmental influences on antisocial behavior: A meta-analysis of twin and adoption studies." Psychological Bulletin. 128(3). 490-529.
- Rogers, R.D. (2006). "The functional architecture of the frontal lobes:
- Implications for research with psychopathic offenders." In Patrick, C.J. (Ed.). Handbook of Psychopathy. New York. Guilford Press.（日文版：前掲書 ,pp.491-521）
- Sadeh, N., Javdani S., Jackson, J.J., Verona, E. (2010). "Serotonin transporter gene associations with psychopathic traits in youth vary as a function of socioeconomic resources" Journal of Abnormal Psychology. 119(3). 604-609.
- Soderstrom, H., Blennow, K., Sjodin, A.K., & Forsman, A. (2003), "New evidence for an association between the CSF HVA:5-HIAA ratio and psychopathic traits." Journal of Neurology. Neurosurgery & Psychiatry. 74(7). 918-921.
- Sood B., Delaney-Black, V., Covington, C., Nordstrom-Klee, B., Ager, J., Templin, T. Janisse, J., Martier, S., & Sokol, R.J. (2001). "Prenatal alcohol exposure and childhood behavior at age 6 to 7 years: I. Dose-response effect." Pediatrics. 108(2). E34.
- 竹田彩夏／原田隆之（未刊）『一次性・二次性サイコパシー傾向を有する者の意思決定スタイルの特徴：生

理的指標を用いた検討』

- Taylor, J., Loney, B.R., Bobadilla, L., Iacono, W.G., & McGue. M. (2003). "Genetic and environmental influence on psychopathy trait dimensions in a community sample of male twins." Journal of Abnormal Child Psychology. 31(6). 633-645.
- de Vignemont, F., & Singer, T. (2006). "The empathic brain: How, when and why?" Trends in Cognitive Sciences. 10(10). 435-441.
- Waldman, I.D., & Rhee, S.H. (2006). "Genetic and Environmental Influences on Psychopathy and Antisocial Behavior." In Patrick, C.J.(Ed.). Handbook of Psychopathy. New York. Guilford Press.（日文版：前掲書 .pp.331-363）
- Weissman, M.M., Warner, V., Wickramaratne, P.J., & Kandel, D.B. (1999). "Maternal smoking during pregnancy and psychopathology in offspring followed to adulthood." Journal of the American Academy of Child & Adolescent Psychiatry. 38(7). 892-899.
- Yang, Y., & Raine, A. (2009). "Prefrontal structural and functional brain imaging findings in antisocial. violent. and psychopathic individuals: A meta-analysis." Psychiatry Research: Neuroimaging. 174 (2). 81-88.

第 5 章

- Anderson, N.E., & Kiehl, K.A. (2014), "Psychopathy: Developmental perspectives and their implications for treatment."

Restorative Neurology and Neuroscience. 32(1). 103-117.

- Barbaree, H.E. (2005). "Psychopathy, treatment behavior. and recidivism:
- An extended follow-up of Seto and Barbaree." Journal of Interpersonal Violence. 20(9). 1115-1131.
- Cooke, D.J., Michie, C., Hart, S.D., & Hare, R.D. (1999). "Evaluating the screening version of the Hare Psychopathy Checklist-Revised（PCL:SV): An item response theory analysis." Psychological Assessment.11(1). 3-13
- Felthous, A.R. (2011). "The "untreatability" of psychopathy and hospital commitment in the USA." International Journal of Law and Psychiatry. 34(6), 400-405
- Felthous. A.R. (2015). "The appropriateness of treating psychopathic disorders". CNS Spectrums. 20(3). 182-189.
- Harris, G.T., & Rice, M.E. (2006). "Treatment of psychopathy: A review of empirical findings." In Patrick, C.J. (Ed.). Handbook of Psychopathy. New York. Guilford Press.（日文版‥前揭書 .pp.846-871）
- Langton, C.M., Barbaree. H.E., Harkins, L., & Peacock, E.J. (2006). "Sex offenders' response to treatment and its association with recidivism as a function of psychopathy". Sexual Abuse: A Journal of Research and Treatment. 18(1). 99-120.
- Olds, D.L., Eckenrode, J., Henderson C.R., Kitzman, H., Powers, J., Cole, R., et al. (1997). "Long-term effects of home visitation on maternal life course and child abuse and neglect: Fifteen-year follow-up of a randomized trial." Journal of the American Medical Association. 278(8). 637-643.
- Olds, D.L., Henderson C.R., Chamberlin. R., & Tatelbaum, R. (1986). "Preventing child abuse and neglect: A

randomized trial of nurse home visitation." Pediatrics. 78(1). 65-78

- Olds, D.L., Henderson C.R.Jr., Cole, R., Eckenrode, J., Kitzman, H., Luckey,
- D., et al. (1998). "Long-term effects of nurse home visitation on children's criminal and antisocial behavior: 15-year follow-up of a randomized controlled trial." Journal of the American Medical Association. 280(14). 1238-1244.
- Olver, M.E., Lewis, K., & Wong, S.C.P. (2013). "Risk reduction treatment of high-risk psychopathic offenders: The relationship of psychopathy and treatment change to violent recidivism." Personality Disorders: Theory, Research, and Treatment. 4 (2). 160-167.
- Pinker, S. (2011). The Better Angels of Our Nature: Why Violence Has Declined. London. Penguin Books.（中文版：史蒂芬・平克〔2016〕《人性中的良善天使：暴力如何從我們的世界中逐漸消失》遠流）
- Polaschek, D.L.L., & Daly, T.E. (2013). "Treatment and psychopathy in forensic settings." Aggression and Violent Behavior. 18(5). 592-603.
- Rice, M.E., Harris, G.T., & Cormier, C.A. (1992). An evaluation of a maximum security therapeutic community for psychopaths and other mentally disordered offenders. Law and Human Behavior. 16(4). 399-412.
- Rice, M.E., Harris, G.T., & Quinsey, V.L. (1990). "A follow-up of rapists assessed in a maximum-security psychiatric facility." Journal of Interpersonal Violence. 5(4). 435-448.
- Salekin, R.T. (2002). "Psychopathy and therapeutic pessimism: Clinical lore or clinical reality?" Clinical Psychology

Review. 22(1). 79-112.

- Salekin, R.T., Worley, C., & Grimes, R.D. (2010). "Treatment of psychopathy: A review and brief introduction to the mental model approach for psychopathy." Behavioral Sciences & the Law. 28(2). 235-266.
- D'Silva, K., Duggan, C., & McCarthy, L. (2004). "Does treatment really make psychopaths worse? A review of the evidence." Journal of Personality Disorders. 18(2). 163-177.
- Skeem, J.L., Polaschek, D.L.L., Patrick, C.J., & Lilienfeld, S.O. (2011), "Psychopathic personality: Bridging the gap between scientific evidence and public policy." Psychological Science in the Public Interest. 12(3). 95-162.
- Wong, S.C.P., Gordon, A., Gu, D., Lewis, K., & Olver, M.E. (2012). "The effectiveness of violence reduction treatment for psychopathic offenders: Empirical evidence and a treatment model." International Journal of Forensic Mental Health. 11(4). 336-349.
- Wong, S.C.P., & Hare, R.D. (2005). Guidelines for a Psychopathy Treatment Program. Toronto. MHS.（日文版：西村由貴訳〔2008〕『サイコパシー治療処遇プログラムのためのガイドライン』金子書房）
- 山崎修（2009）『サイコパスへの性加害者治療——それは有害か？』『犯罪心理学研究 47(1).89.93.

第6章

- Bell., A. (2002). Debates in Psychology.（日文版：渡辺恒夫・小松栄一訳〔2006〕『論争のなかの心理学——ど

こまで科学たりうるか』新曜社）

- Blais, J., & Bonta, J. (2015). "Tracking and managing high risk offenders: A Canadian initiative." Law and Human Behavior. 39 (3). 253-265.
- Edens, J.F., Davis, K.M., Fernandez Smith, K., & & Guy, L.S. (2013). "No sympathy for the devil: Attributing psychopathic traits to capital murderers also predicts support for executing them." Personality Disorders: Theory, Research, and Treatment. 4(2). 175-181.
- Glenn, A.L., Raine, A., & Laufer, W.S. (2011). "Is it wrong to criminalize and punish psychopaths?" Emotion Review. 3(3). 302-304.
- Umbach, R. Berryessa, C.M., & Raine, A. (2015). "Brain imaging research on psychopathy: Implications for punishment, prediction, and treatment in youth and adults." Journal of Criminal Justice. 43(4). 295-306.

結　語

- Dawkins, R. (2006). The Selfish Gene. 30th anniversary ed. Oxford. Oxford University Press.（中文版：理查・道金斯〔2020〕《自私的基因》天下文化）
- Maynard Smith, J., & Price, G.R. (1973). "The logic of animal conflict." Nature. 246. 15-18.

國家圖書館出版品預行編目 (CIP) 資料

病態人格心理學 / 原田隆之著 ; 李欣怡譯 . -- 臺北市 : 方言文化出版事業有限公司 , 2021.06
面； 公分
譯自 : サイコパスの真
ISBN 978-986-5480-11-0(平裝)

1. 精神病學 2. 人格障礙症

415.95 110005952

病態人格心理學

與死囚共存的犯罪心理學權威，告訴你「無良基因」的真相

サイコパスの真実

作者	原田隆之
譯者	李欣怡
總編輯	鄭明禮
責任編輯	盧巧勳
業務部	康朝順、葉兆軒、林子文、林姿穎
企劃部	林秀卿、王文伶
管理部	蘇心怡、陳姿伃、莊惠淳
封面設計	萬勝安
內頁設計	李偉涵
出版發行	方言文化出版事業有限公司
劃撥帳號	50041064
電話／傳真	（02）2370-2798／（02）2370-2766
定價	新台幣 360 元　港幣 99 元
初版一刷	2021 年 7 月 14 日
ISBN	978-986-5480-11-0

PSYCHOPATH NO SHINJITSU by Takayuki Harada

Original Japanese edition published by Chikumashobo Ltd., Tokyo.
This Complex Chinese edition is published by arrangement with Chikumashobo Ltd., Tokyo in care of Tuttle-Mori Agency, Inc., Tokyo through LEE's Literary Agency, Taipei

方言文化